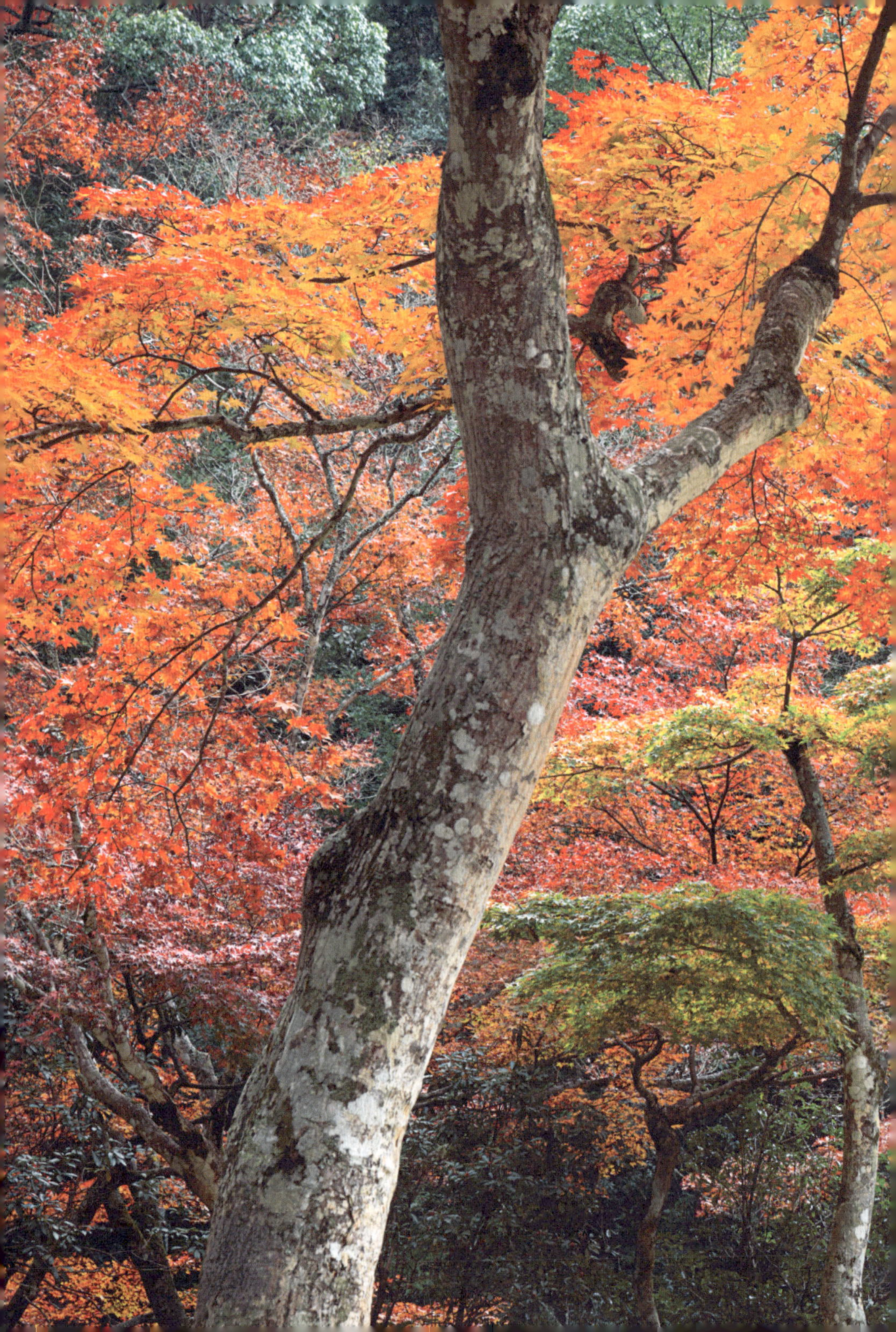

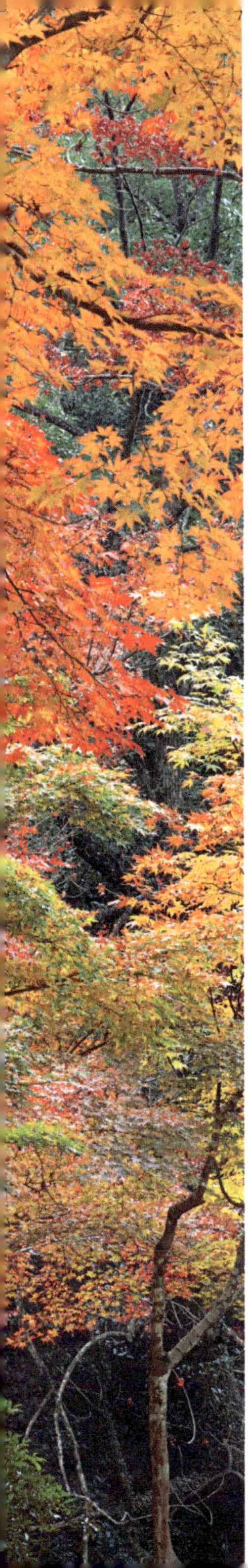

Yoshifumi Miyazaki

SHINRIN YOKU
Heilsames Waldbaden

Die japanische Therapie für innere Ruhe, erholsamen Schlaf und ein starkes Immunsystem

Aus dem Englischen von Dr. Ulrike Kretschmer

IRISIANA

2. Auflage 2023

Die englische Originalausgabe erschien 2018 in Großbritannien unter dem Titel *Shinrin-yoku. The Japanese Way of Forest Bathing for Health and Relaxation* bei Aster, einem Imprint der Octopus Publishing Group Ltd, London

Projektleitung: Sven Beier, Sarah Gast
Übersetzung / Redaktion: Dr. Ulrike Kretschmer, München
Korrektorat: Susanne Langer, Germering
Satz: Dr. Alex Klubertanz, Haßfurt
Umschlaggestaltung: Geviert, Grafik & Typografie, München

Printed in China

Penguin Random House Verlagsgruppe FSC® N001967

MIX
Papier | Fördert gute Waldnutzung
FSC® C008047

ISBN: 978-3-424-15347-7

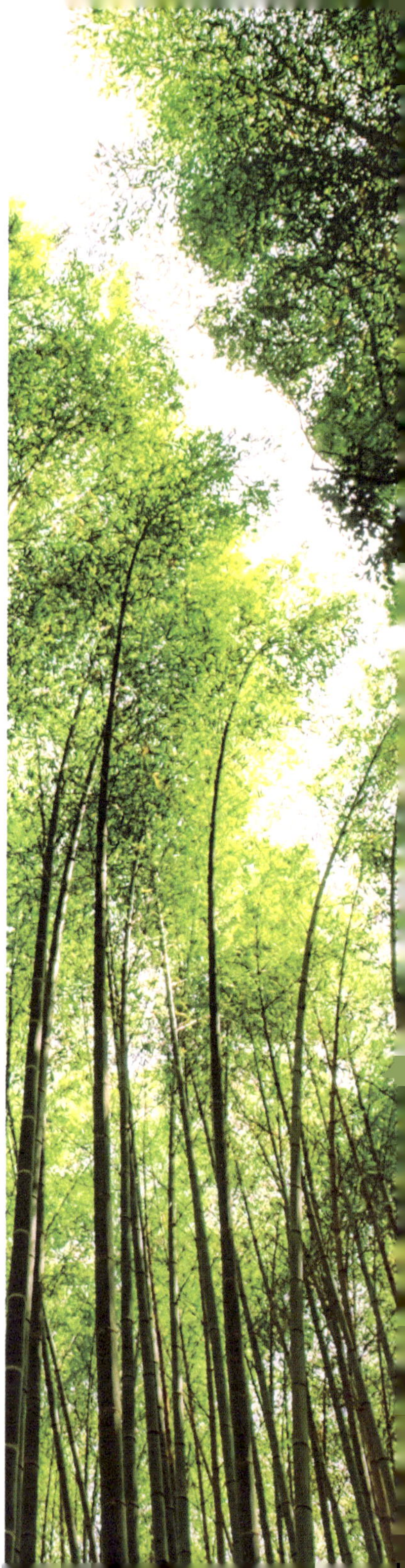

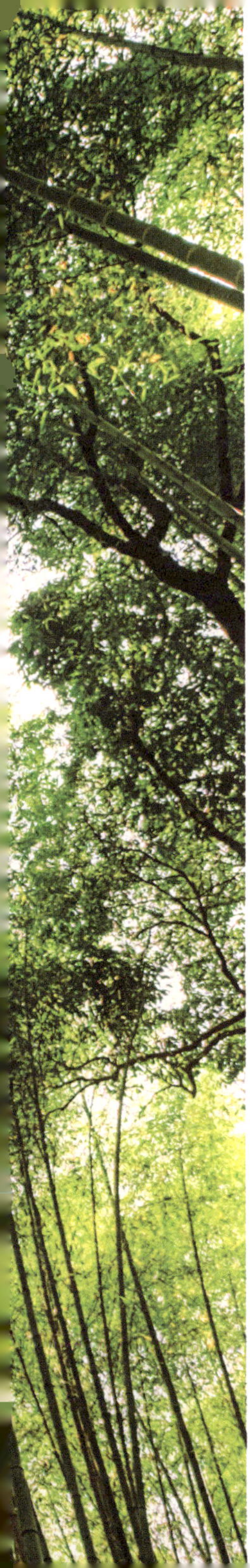

Inhalt

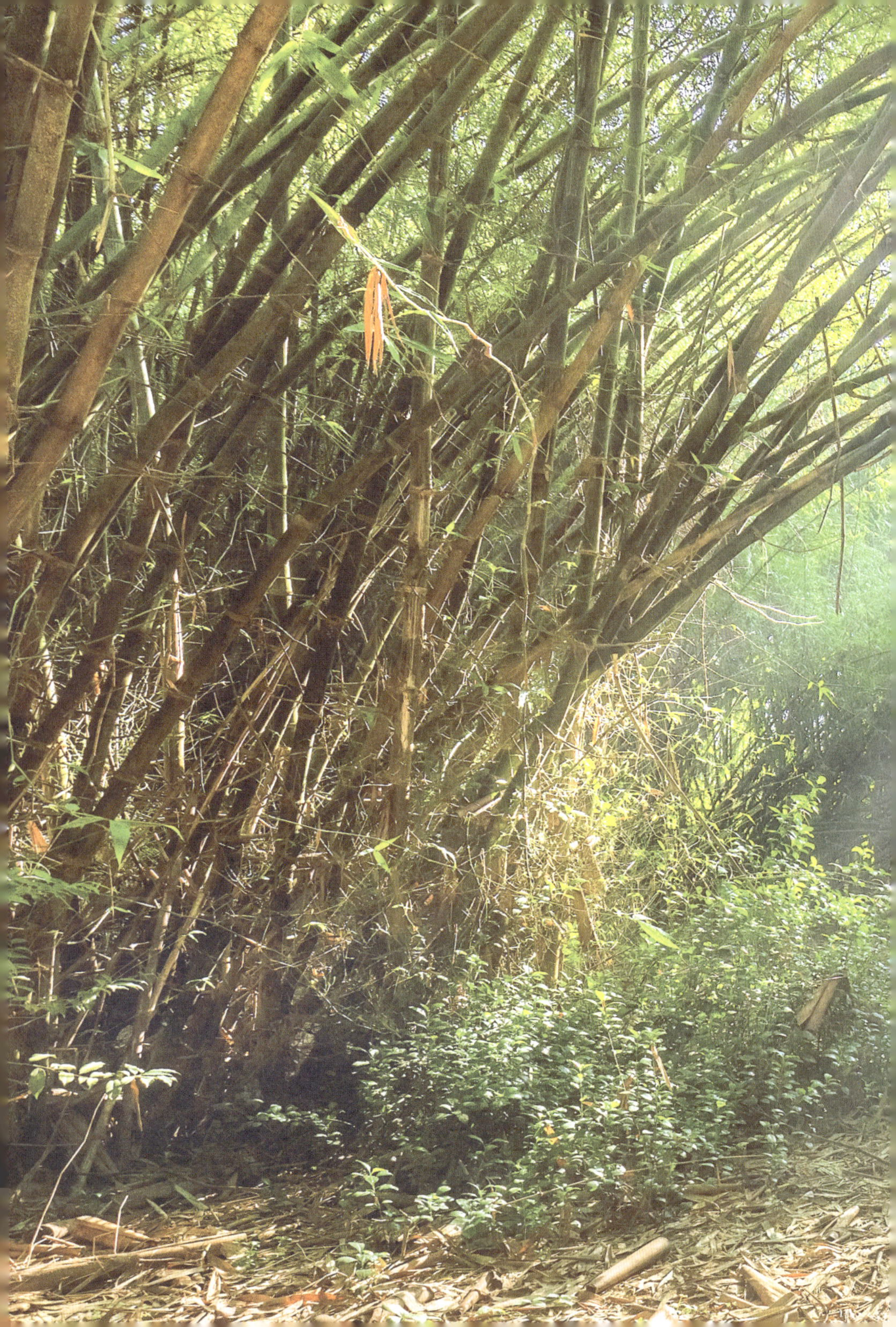

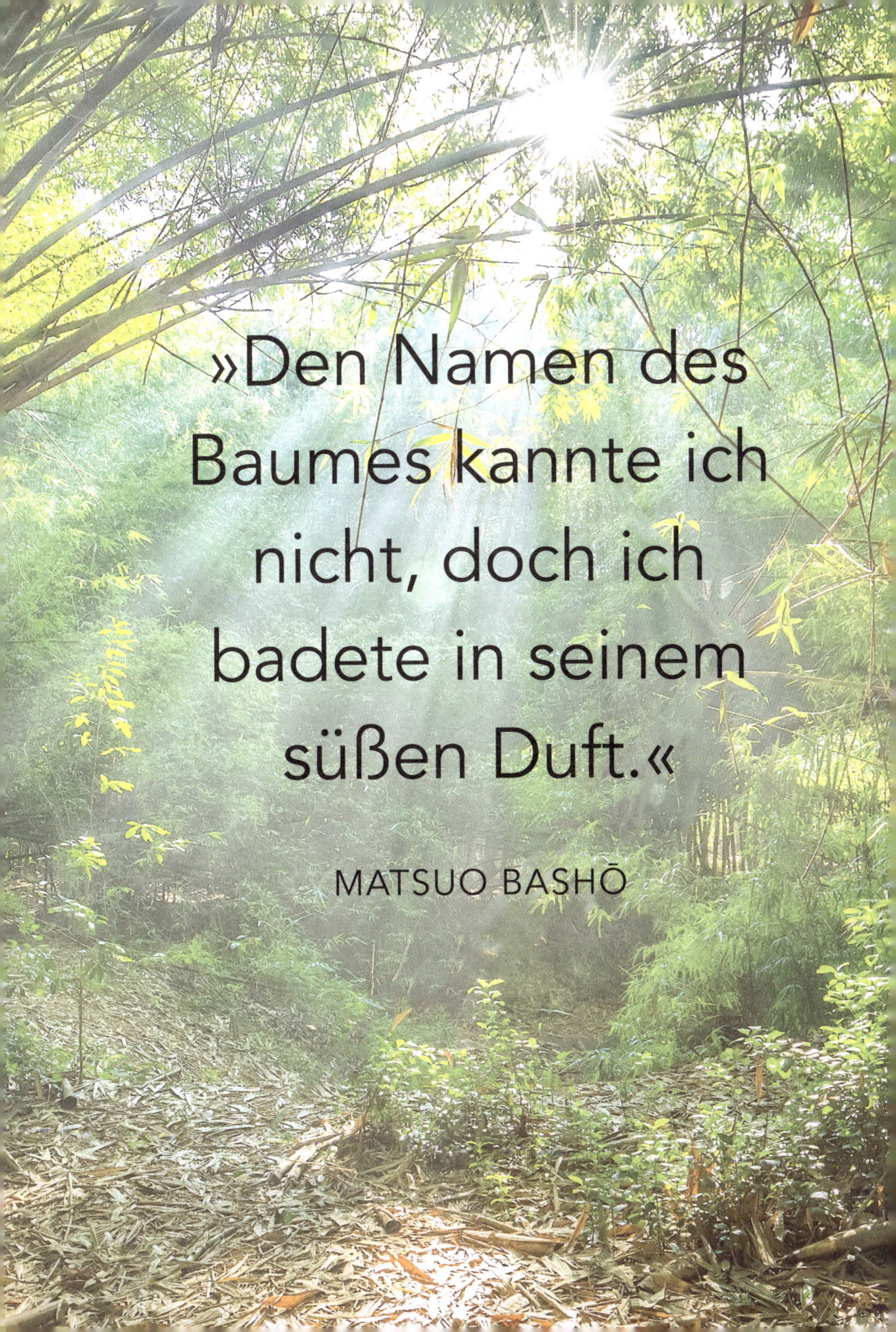

»Den Namen des Baumes kannte ich nicht, doch ich badete in seinem süßen Duft.«

MATSUO BASHŌ

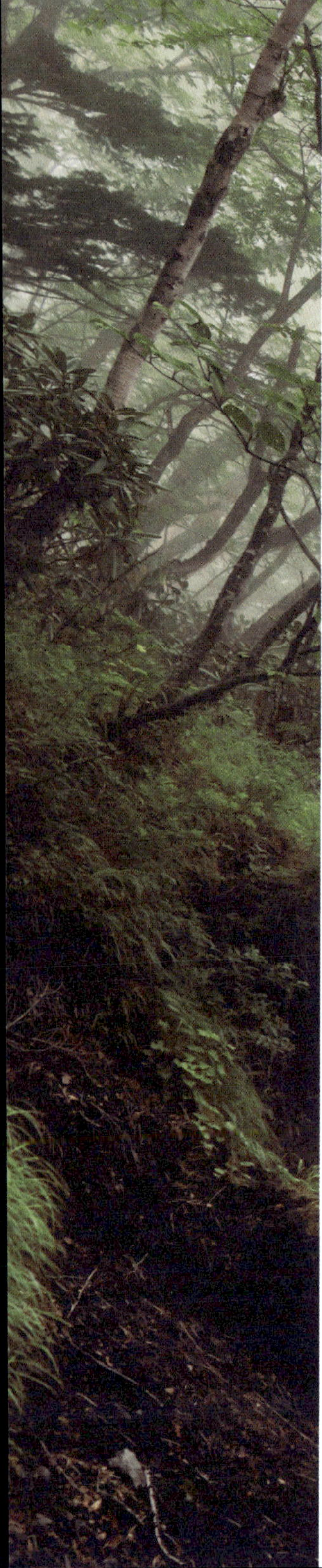

Stellen Sie sich vor, Sie gingen in diesem Augenblick im Wald spazieren. Sie spüren die Erde und die Blätter unter Ihren Füßen, spüren, wie kleine Zweige brechen. Sie lauschen dem Gesang der Vögel und blicken durch Lücken im Laub zum Himmel über den Baumkronen. Das Licht fällt hier und da durch das Blätterdach auf den Pfad vor Ihnen.

Sie atmen tief ein.

Sie nehmen die unverwechselbaren Gerüche des Waldes wahr: Moos, den Saft der Pflanzen, Erde und Holz.

Sie nehmen all das in sich auf.

Einführung

In Japan praktizieren immer mehr Menschen eine äußerst bemerkenswerte Form der Präventivmedizin. Entstanden ist sie zwar aus der Intuition heraus, doch wird ihre Wirksamkeit mittlerweile durch immer mehr wissenschaftliche Studien gestützt, die ihre zahlreichen gesundheitlichen Vorzüge bestätigen.

Der Begriff »Shinrin Yoku« wurde 1982 von Tomohide Akiyama [1], dem Leiter der japanischen Forstverwaltung, geprägt. Wörtlich übersetzt bedeutet er Waldbaden, ähnlich wie Sonnenbaden oder ein Bad im Meer. Dabei nimmt man nicht buchstäblich ein Bad im Wald, sondern genießt die Atmosphäre des Waldes und nimmt die Natur aus nächster Nähe mit allen Sinnen wahr.

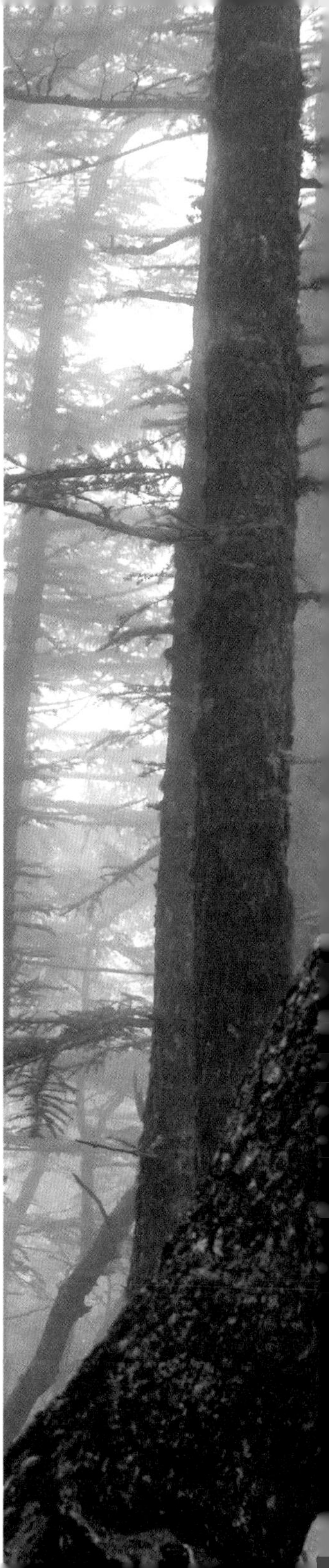

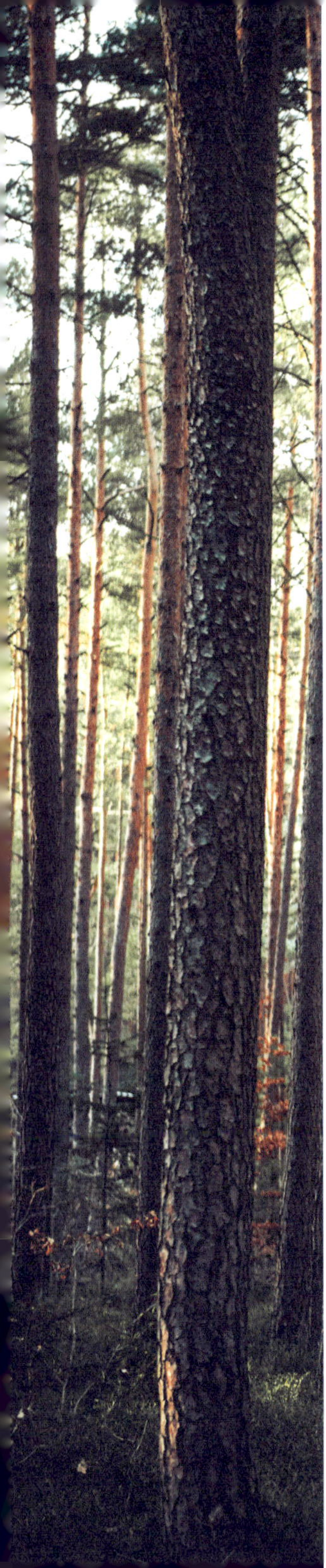

WAS IST SHINRIN YOKU?

Vereinfacht ausgedrückt geht man beim Shinrin Yoku im Wald spazieren, langsam, in aller Ruhe, einen Morgen, einen Nachmittag oder einen ganzen Tag lang. Als der Begriff geprägt wurde, war die Idee dahinter eigentlich eine Art Marketingstrategie, mit der man mehr Menschen in die vielen wunderschönen Wälder Japans locken wollte. Doch seitdem beschäftigen sich einige Wissenschaftler rund um den Globus, zu denen auch ich gehöre, mit den physiologischen und psychologischen Auswirkungen der Natur, insbesondere des Waldes, auf die Gesundheit und das Wohlbefinden des Menschen. Angeregt wurden diese Forschungen durch die Tatsache, dass wir uns irgendwie besser fühlen, wenn wir von Natur umgeben sind.

森
林
浴

Die japanischen Schriftzeichen für Shinrin Yoku. Das erste Zeichen stellt einen Wald dar (drei Bäume), das zweite ein Gehölz (zwei Bäume) und das dritte bedeutet baden (fließendes Wasser links, rechts ein Tal).

Im März 1990 führte ich die ersten Experimente zu den physiologischen Auswirkungen des Shinrin Yoku auf der japanischen Insel Yakushima [2–4] durch. In Kooperation mit der japanischen Rundfunkgesellschaft NHK begannen wir, den Spiegel des Stresshormons Cortisol im Speichel von Probanden zu messen, die einen Waldspaziergang machten. In den darauffolgenden zehn Jahren ist das Sammeln diesbezüglicher wissenschaftlicher und physiologischer Daten jedoch ins Stocken geraten. Erst die technischen Fortschritte seit dem Jahr 2000 haben es uns ermöglicht, die Tätigkeit des Gehirns und des vegetativen Nervensystems genauer zu messen; beides sind gute Indikatoren für das Stressniveau im menschlichen Körper. Und so sind die Daten in den letzten 10 bis 15 Jahren rasant angewachsen.

Die Ergebnisse sind äußerst vielversprechend. Sie belegen eindeutig, dass unser Körper die Natur noch immer als sein Zuhause erkennt – was sehr wichtig ist, da immer mehr Menschen in Städten leben und in städtische Umgebungen ziehen.

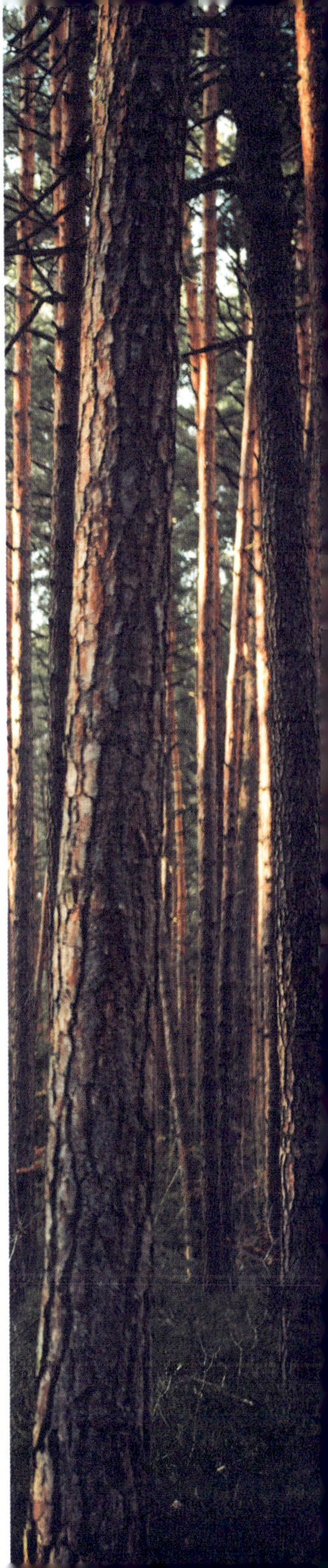

WARUM BRAUCHEN WIR SHINRIN YOKU?

In jüngerer Zeit sind stressbedingte Erkrankungen zu einem gesellschaftlichen Problem globalen Ausmaßes geworden. Ohne dass es uns bewusst wird, sind wir von der heutigen, vom Menschen geschaffenen Welt überreizt und überfordert, was unseren Körper anfälliger für Krankheiten macht. Deshalb verwundert es kaum, dass Shinrin Yoku als natürliche und kostengünstige Methode genutzt wird, um dieses Problem in den Griff zu bekommen.

Es ist rund sieben Millionen Jahre her, seit unsere Vorfahren begonnen haben, sich zu dem modernen Menschen zu entwickeln, der wir heute sind.[5] Während dieses Evolutionsprozesses haben wir mehr als 99,99 Prozent unserer Zeit in einer natürlichen Umgebung verbracht. Unser Körper ist an die Natur angepasst.[6, 7] Mit Shinrin Yoku kann man keine Krankheiten behandeln, es kann aber durchaus eine vorbeugende medizinische Wirkung haben, die eine Erkrankung weniger wahrscheinlich macht. So kann die Methode auch dazu beitragen, die Gesundheitssysteme weltweit zu entlasten – stressbedingte Erkrankungen sind ein enormer jährlicher Kostenfaktor.

Erst die Daten der letzten 10 bis 15 Jahre erlauben es uns, wissenschaftliche Aussagen über die Wirkung des Shinrin Yoku zu treffen.[8–30] 2003 habe ich für dieses wissenschaftlich basierte Shinrin Yoku den Ausdruck »Waldtherapie« vorgeschlagen. Und so wurde aus einer auf Intuition gründenden Methode eine wissenschaftliche, die heute als präventivmedizinische Behandlungsform gilt. Es gibt mittlerweile über 60 offizielle Waldtherapie-Spazierwege in Japan, die die Forest Therapy Society dem Ausüben des Shinrin Yoku vorbehält. Darüber hinaus absolvieren immer mehr Ärzte eine Ausbildung in Waldmedizin.

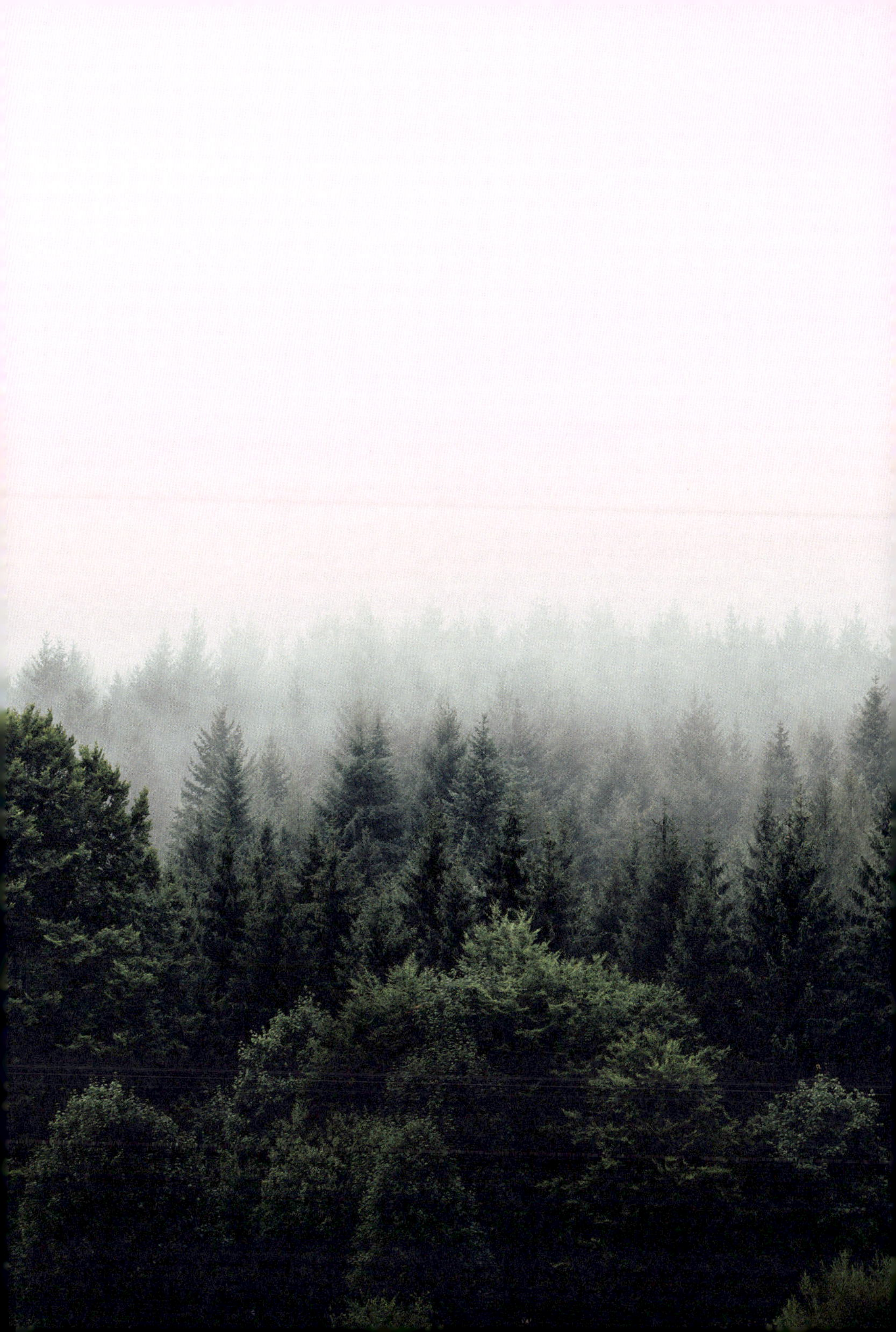

MEIN PERSÖNLICHER HINTERGRUND

Ich würde gern erläutern, wie ich zu einem Waldtherapieforscher wurde. Es begann in meiner Kindheit. Ich kam 1954 zur Welt und liebe die Natur, seit ich denken kann. Als ich neun Jahre alt war, zogen wir in ein Haus mit Garten, wo ich das erste Mal mit Erde in Kontakt kam. Mein Vater war ein Pflanzennarr, und ich durfte ihm im Garten immer helfen, etwa beim Umsetzen von Bäumen. Ich weiß noch, dass ich immer darüber staunte, wie entspannt mein Körper war, wenn er Erde, Blumen und Bäume um sich hatte. Als es dann Zeit für die Uni war, beschloss ich, Landwirtschaft zu studieren – warum genau, weiß ich nicht, vielleicht weil ich mich an das Gefühl im Garten erinnerte.

Als Schüler war ich nie besonders gut gewesen. Im ersten Grundschuljahr war ich Klassenletzter und erreichte in Tests nie mehr als 20 Prozent des Gesamtergebnisses. Rückblickend denke ich, dass ich das Konzept von Testfragen und -antworten nie wirklich begriffen habe; ich wusste einfach nicht, was ich in die Antwortspalte schreiben sollte.

Heute bin ich Professor an der Universität Chiba. Damals jedoch, als ich dort studieren wollte, bin ich zweimal durch die Aufnahmeprüfung gefallen. Als Student habe ich es also nicht an die Universität Chiba geschafft, wohl aber später als Professor. Manchmal geht das Leben seltsame Wege.

Einen Studienplatz bekam ich schließlich an der Universität für Landwirtschaft und Technologie in Tokio. Studiert habe ich dort allerdings nicht viel – ich verbrachte meine Zeit lieber mit Sport und meinem Aquarium voller tropischer Fische. Infolgedessen habe ich meinen Abschluss gerade so geschafft. Auch auf die Suche nach einem Job verwendete ich wenig Enthusiasmus und so blieb ich an der Uni und schloss einen Masterstudiengang an.

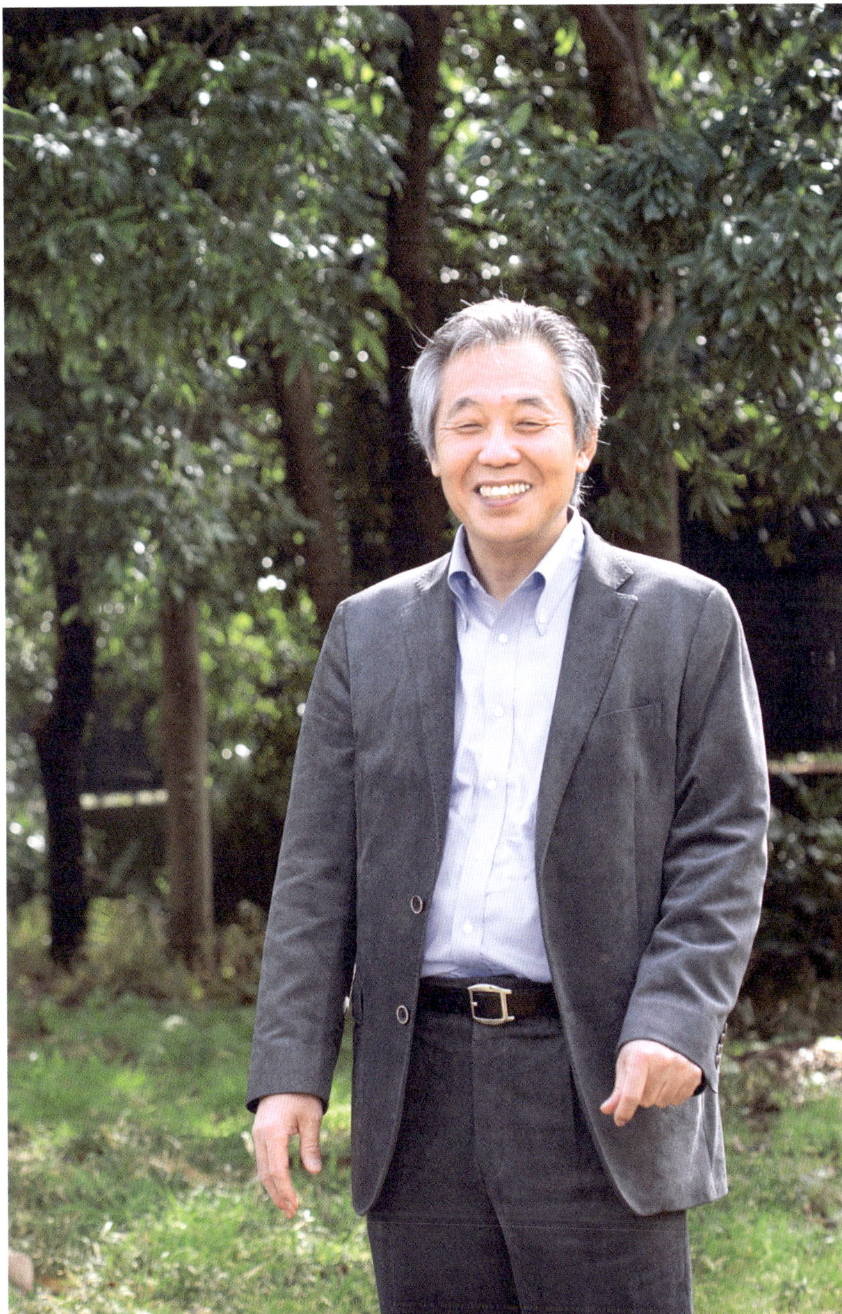

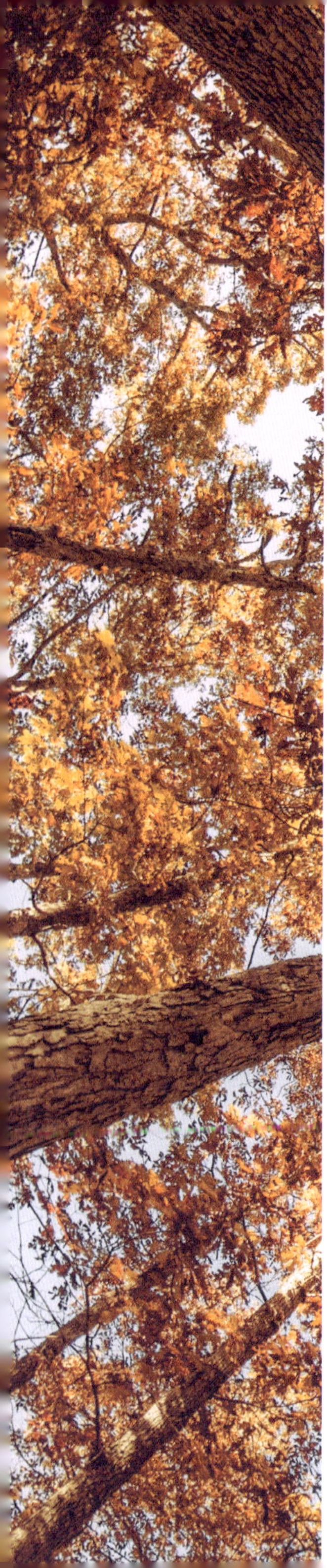

Bis zu diesem Zeitpunkt hatte die Uni gerade einmal zehn Studierende pro Jahr zu ihren Masterstudiengängen zugelassen – erst in meinem Abschlussjahr wurde die Zahl auf zwölf erhöht. Ich war der Zwölfte, wieder einmal gerade so. Nach dem Master wusste ich allerdings immer noch nicht, was ich beruflich tun wollte. Doch plötzlich wurde eine Stelle frei: als Hochschulassistent der medizinischen Fakultät an der Medizinischen und Zahnmedizinischen Universität Tokio. Mein damaliger Professor sagte mir, er sei sich nicht sicher, ob das etwas für mich wäre, ich sollte es aber auf jeden Fall versuchen.

Ich bekam den Job – der Beginn meiner kurvenreichen Karriere als Forscher. Da ich keinerlei medizinische Qualifikationen vorzuweisen hatte, war der Weg natürlich äußerst holprig, er bot mir jedoch die Chance, mir Forschungstechniken anzueignen. Die medizinische Fakultät dieser Universität ist eine der führenden des Landes, und ich hatte einen ausgezeichneten Tutor. Mir war klar, dass ich meinen Doktor machen musste, wollte ich meinen Weg weiter verfolgen, und so biss ich die Zähne zusammen und promovierte schließlich in Medizin. Insgesamt verbrachte ich neun Jahre an der Fakultät.

1988 bekam ich eine Anstellung am Forestry and Forest Products Research Institute (FFPRI), einem forstwirtschaftlichen Forschungsinstitut. Sie markierte den Beginn meiner Shinrin-Yoku-Forschungen. Wir konnten damals unsere Forschungsthemen frei wählen; ich entschied mich für Wälder, Holz und Entspannungsmethoden. Ich suchte nach Antworten auf eine Frage, die mich seit meiner Kindheit beschäftigte: »Warum sind wir in der Natur so entspannt?« Da ich aber noch relativ jung war, bekam ich zunächst nicht die benötigten Forschungsgelder.

Zum Glück kam da gerade eine Anfrage der japanischen Rundfunkgesellschaft NHK herein, für die ich an einer Sendung über Yakushima mitarbeiten sollte; die japanische Insel ist für ihre Zedernwälder berühmt. Damit war der Weg für die weltweit ersten physiologischen Experimente zur Wirkung des Shinrin Yoku geebnet: Ich erforschte die Auswirkungen der Zedern auf Stresshormone im menschlichen Körper.

Aufgrund dieser Arbeit stellte mir die japanische Regierung 2004 ein großes Forschungsbudget zur Verfügung – der Beginn der Waldtherapieforschung. Nach 19 Jahren am FFPRI wechselte ich schließlich zum Center for Environment, Health and Field Sciences an der Universität Chiba.

Mein alles andere als gerader Weg hatte mich also von der landwirtschaftlichen Fakultät zur medizinischen und danach zum FFPRI geführt, bevor ich schließlich Universitätsprofessor wurde. Mein Forschungsgebiet umfasst übergreifend die Bereiche Umweltschutz, Medizin, Forstwirtschaft und Gesundheitswissenschaft. Sie alle haben die Waldtherapieforschung und meine Arbeit entscheidend mitgeprägt.

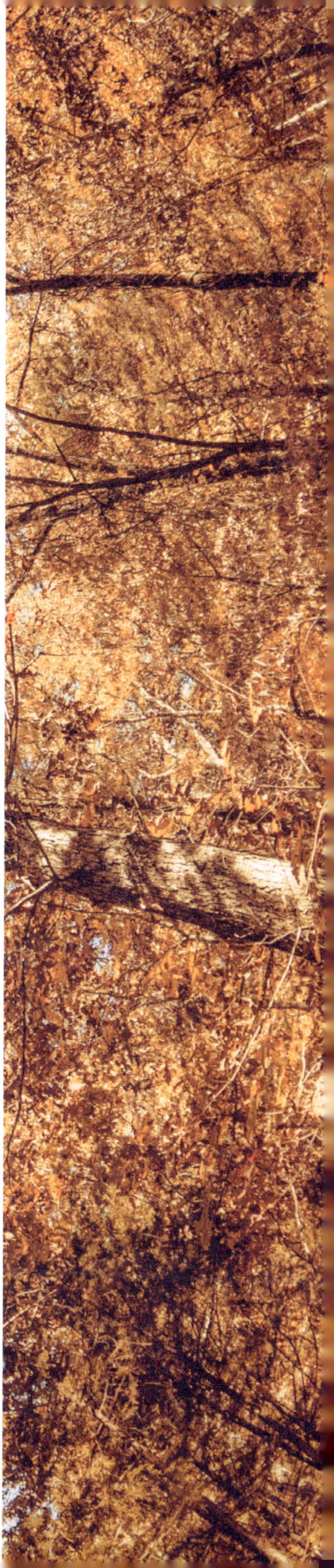

»Die einen werden durch einen Baum zu Freudentränen gerührt, für die anderen ist er nur etwas Grünes, das im Weg steht. Für die einen ist die Natur lächerlich und missgestaltet, andere nehmen sie nicht einmal wahr. Doch für den, der Fantasie hat, ist die Natur die Fantasie selbst.«

WILLIAM BLAKE

KAPITEL 1

Das Konzept der Naturtherapie

自然セラピーの概念

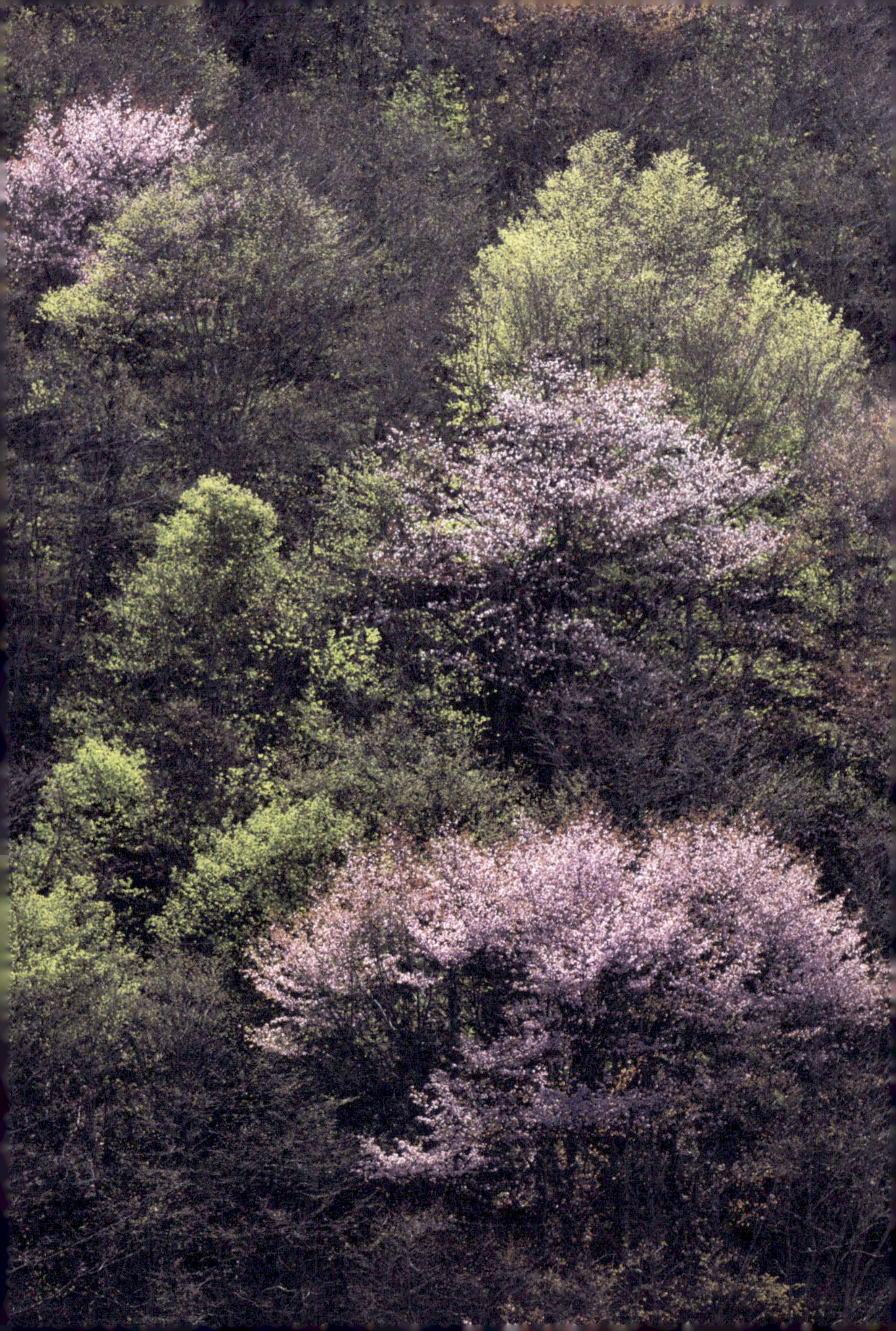

Stress und stressbedingte Erkrankungen sind in unserer modernen Gesellschaft zu einer großen Last geworden. Um dieses Problem zu lösen, wendet man sich vermehrt dem Wald und der Natur zu, der Umgebung, die dem Menschen seit Millionen von Jahren vertraut ist. Die Naturtherapie ist ein relativ neues Konzept, das einen präventiven Ansatz verfolgt, um Stresspegel zu senken, die Lebensqualität zu verbessern und damit gleichzeitig die Kosten stressbedingter Erkrankungen zu mindern.

Intuitiv wissen wir, dass wir uns in der Natur entspannt fühlen. So hat es sich die Naturtherapie zum Ziel gesetzt, diese Wirkung wissenschaftlich zu ergründen und vorbeugend einzusetzen. Die Naturtherapie ist eine naturheilkundliche, nicht-invasive Methode, die sich eine Eigenschaft zunutze macht, die unser Körper bereits besitzt: die Anpassung an die Natur. Es sind jedoch nicht nur Wälder, die diese positive Wirkung auf unsere Gesundheit haben. Auch andere natürliche Reize, wie sie etwa von Parks, Blumen, Bonsais oder simplen Holzstücken ausgehen, können erwiesenermaßen Stress reduzieren – ein Effekt, der uns allen zugänglich ist, auch Stadtbewohnern.

Ziele der Naturtherapie

Unser Körper hat sich im Laufe von Millionen von Jahren der Evolution an seine natürliche Umgebung angepasst. Und obwohl wir es nur schwer einsehen wollen, versetzt uns das Leben in der modernen Welt in einen permanenten Stresszustand. Aus diesem Grund kann uns der Kontakt mit der Natur dabei helfen, uns körperlich zu entspannen; zudem bringt er uns näher an unsere Wurzeln als Mensch heran.

Die grundlegende Idee [6,7] hinter der Naturtherapie besteht darin, die körperliche Entspannung zu fördern und Erkrankungen vorzubeugen, indem sie die unter Stress verminderte Widerstandsfähigkeit des Organismus erhöht.

Darüber hinaus kann sich die Naturtherapie in ihrer Wirkung an die funktionellen Vorgänge im Organismus anpassen,[8] sie wirkt sich auf verschiedene Individuen also jeweils unterschiedlich aus. Zuerst nahmen wir an, bei der Datenerhebung seien Fehler aufgetreten; inzwischen wissen wir aber, dass es bei verschiedenen Menschen tatsächlich zu unterschiedlichen Ergebnissen kommt. Ein gutes Beispiel dafür ist der Blutdruck: Bei Menschen mit einem hohen Blutdruck senkt die Waldtherapie diesen, bei Menschen mit niedrigem Blutdruck erhöht sie ihn. Dass sich die Therapie an das Individuum anpasst, macht sie umso wertvoller; wie und warum dies geschieht, müssen wir allerdings erst noch näher erforschen.

DAS KONZEPT DER NATURTHERAPIE

Stress

↓

Beruhigende Wirkung von Wäldern, Blumen u. Ä.

↓

Physiologische Entspannung, Wiederherstellung der Immunfunktion → Individuelle Unterschiede

↓

Vorbeugung von Krankheiten

↓

Kostensenkung im Gesundheitswesen

Individuelle Unterschiede

↓

Effekt der physiologischen Anpassung

Die Naturtherapie fördert die körperliche Entspannung und erhöht die Widerstandsfähigkeit des Organismus.

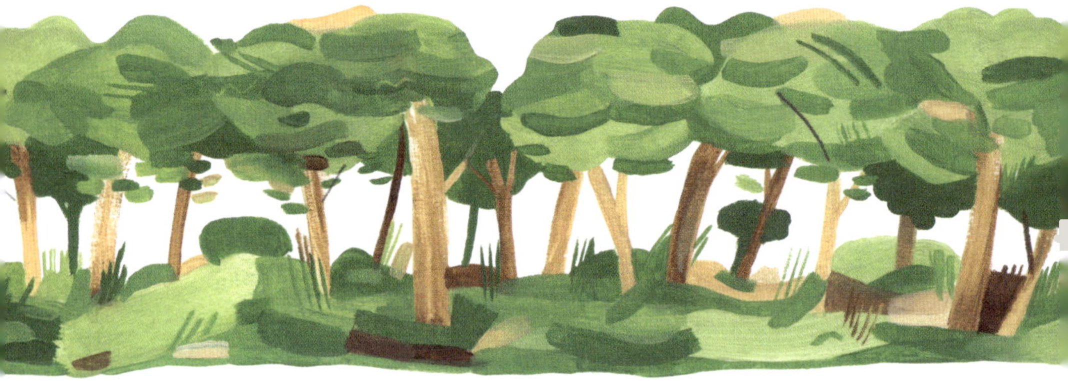

Zurück zur Natur

Vor rund sieben Millionen Jahren haben sich unsere Vorfahren auf den Weg zu dem Menschen gemacht, der wir heute sind.[5] Da aber nur 200 bis 300 Jahre vergangen sind, seit sich die Menschen im Zuge der industriellen Revolution in ein städtisches Umfeld begeben haben, kann man sagen, dass der Mensch mehr als 99,99 Prozent seiner Zeit in der Natur verbrachte.

Im Jahr 1800 lebten nur drei Prozent der Weltbevölkerung in Städten. 1900 waren es annähernd 14 Prozent und 2016 schließlich 54 Prozent. Die Bevölkerungsabteilung der Vereinten Nationen prognostiziert für das Jahr 2050 rund 66 Prozent. Allerdings können sich Gene nicht im Laufe von nur ein paar Hundert Jahren komplett verändern, weshalb wir zwar in einer modernen Gesellschaft leben, unser Körper aber immer noch an eine natürliche Umgebung angepasst ist.

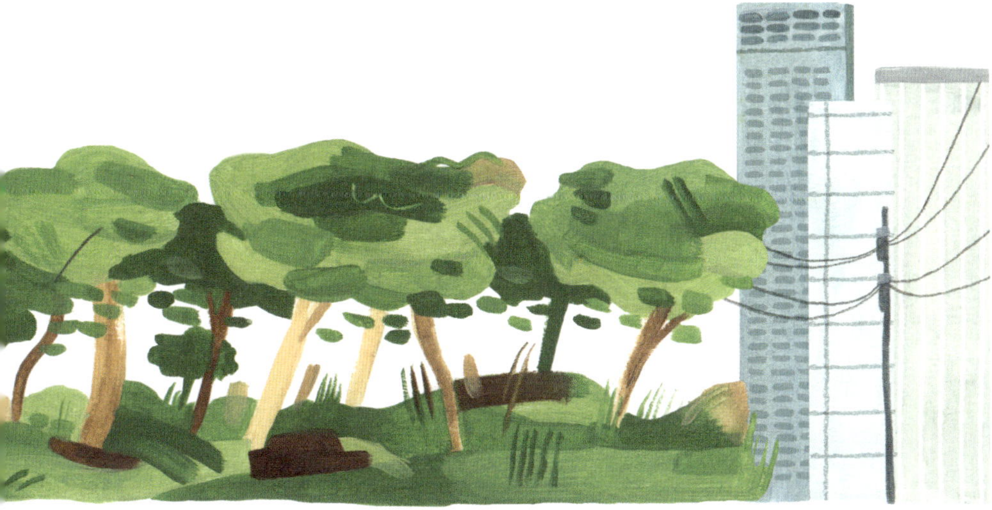

So befinden wir uns unweigerlich in einem permanenten Stresszustand, der durch die rasante Verbreitung der Computertechnologie in jüngster Zeit noch verschlimmert wird. 1984 prägte der US-amerikanische klinische Psychologe Craig Brod dafür den Begriff »Technostress«; in den 30 Jahren, die seitdem vergangen sind, haben wir uns immer mehr von der Natur entfernt.

Mein Mentor an der Universität, der physiologische Anthropologe Masahiko Sato, schreibt in einem seiner Werke, dass Städte in der Menschheitsgeschichte relativ neu sind [31], sich unser Organismus aber in einer natürlichen Umgebung entwickelt hat und deshalb auch an sie angepasst ist. Kommen wir in Kontakt mit der Natur, mit Wäldern, Parks oder Blumen, sind wir entspannt. Darauf sind unsere Gene programmiert. In Anlehnung an die neuseeländischen Forscher Mary Ann O'Grady und Lonny Meinecke [32] nenne ich dies die Zurück-zur-Natur-Theorie.

Der Mensch hat mehr als 99,99 Prozent seiner Zeit in einer natürlichen Umgebung verbracht. Er ist in seinen physiologischen Funktionen also an die Natur angepasst.

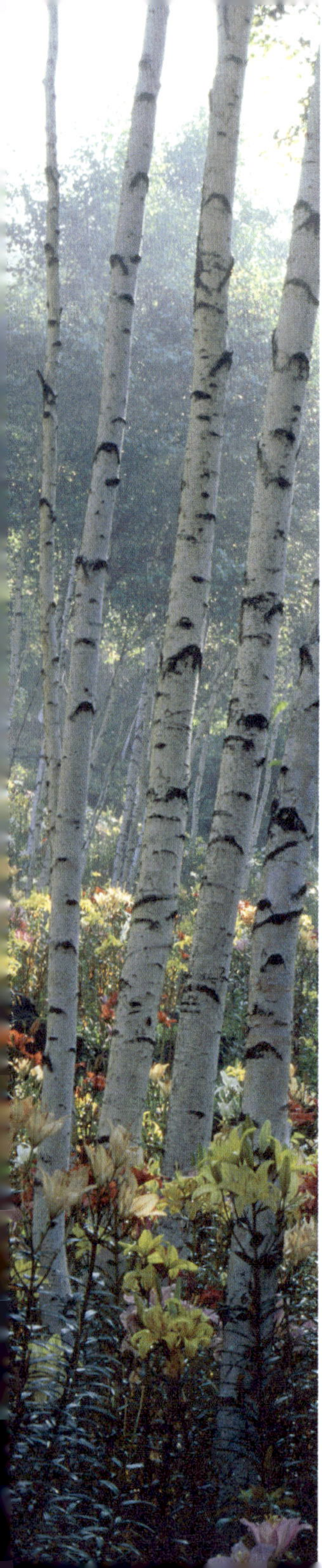

Naturtherapie und Wohlbefinden

Weltweit wird der Gesundheit und dem Wohlbefinden immer mehr Beachtung geschenkt. Gesund zu sein bedeutet längst nicht mehr nur die Abwesenheit von Krankheit. Nach meinem Verständnis bedeutet Gesundheit einen Zustand, in dem wir unsere jeweiligen Fähigkeiten voll ausschöpfen können. Mit anderen Worten: Gesundheit ist relativ, nichts, das absolut auf jeden Menschen gleichermaßen zutreffen muss. Und Gesundheit ist ein Prozess – es ist unsere Lebensweise.

URBANISIERUNG

Wie bereits erwähnt leben einem UN-Bericht aus dem Jahr 2014 zufolge 54 Prozent der Weltbevölkerung in einem städtischen Umfeld, 2050 sollen es 66 Prozent sein. Um katastrophale Folgen zu vermeiden, muss diese Verstädterung dem Prinzip der Nachhaltigkeit folgen, wozu auch Gesundheit und Wohlbefinden der Stadtbewohner gehören.

Städte sind an sich nicht unbedingt schlecht für uns, doch braucht unser Körper die Natur, um sich zu ordnen und wohlzufühlen. So viel zu unserem Verständnis der Sache; sollte daraus jedoch eine als Präventivmedizin anerkannte und universell einsetzbare Waldtherapie werden, mussten wir wissenschaftlich belegen, wie der menschliche Organismus auf verschiedene Lebensräume reagiert.

DAS LEBEN IM 21. JAHRHUNDERT

Im Japanischen gibt es das Wort »Stress« eigentlich nicht, weshalb wir uns in der Regel des englischen Ausdrucks bedienen. Das bedeutet natürlich nicht, dass es Stress in Japan nicht gäbe. In den letzten Jahrzehnten hat der Druck, länger zu arbeiten, bessere Noten zu bekommen und im Leben insgesamt erfolgreicher zu sein, immer mehr zugenommen.

Die Gesellschaften auf der ganzen Welt sind durch die Urbanisierung geprägt, gleichzeitig aber ist unser Körper immer noch an eine natürliche Umgebung angepasst. So ist unser sympathisches Nervensystem ständig überreizt, der Stresspegel ist häufig zu hoch. Schlafstörungen und mangelnde Entspannungsmöglichkeiten tragen weiter zur Fehlregulierung des Nervensystems bei.

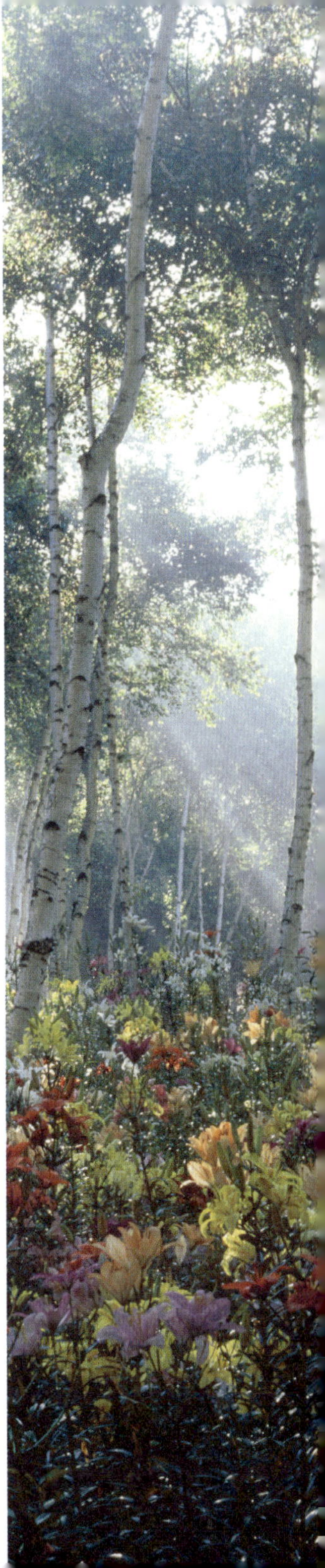

KAMPF ODER FLUCHT

Das sympathische Nervensystem

Das sympathische Nervensystem wird durch die Kampf-oder-Flucht-Reaktion mobilisiert, eine akute Stressreaktion auf einen Stressauslöser. Unter Stress schaltet unser Körper gewissermaßen in den fünften Gang, angetrieben durch Adrenalin. Löst etwas in unserer Umgebung das Alarmsystem des Gehirns aus, geht der Körper automatisch in den Überlebensmodus und fährt Teile des Bewusstseins herunter, damit die körperlichen Instinkte übernehmen können. Mit anderen Worten: Er macht uns bereit zum Kampf oder zur Flucht.

Das Problem mit unserer Lebensweise im 21. Jahrhundert ist, dass Stressreaktionen nicht mehr nur durch körperlich gefährliche, also lebensbedrohliche Situationen in Gang gesetzt werden, sondern auch durch emotional gefährliche, also ärgerliche – die Menschenmassen im morgendlichen Pendlerzug, der Autofahrer, der uns den letzten Parkplatz direkt vor der Nase wegschnappt, der Arbeitgeber, der mit unserer Arbeit nicht zufrieden ist. Hinzu kommt noch die ständige Überreizung durch die Technologie (»Technostress«), die uns die Zeit zum Entspannen raubt und verhindert, dass Körper und Geist einmal ganz zur Ruhe kommen.

Das moderne Leben ist voller Reize, die das sympathische Nervensystem auf Trab halten. Und bleibt der Körper zu lange in diesem hyperaktiven Zustand, kann es auf Dauer zur Übererregbarkeit kommen.

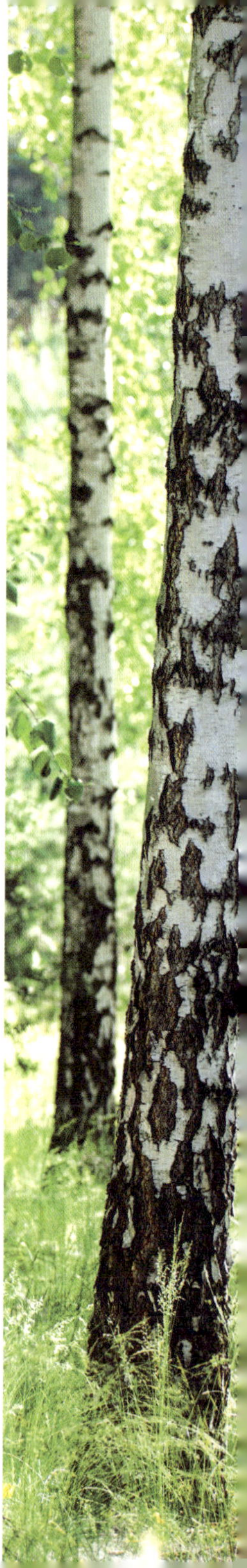

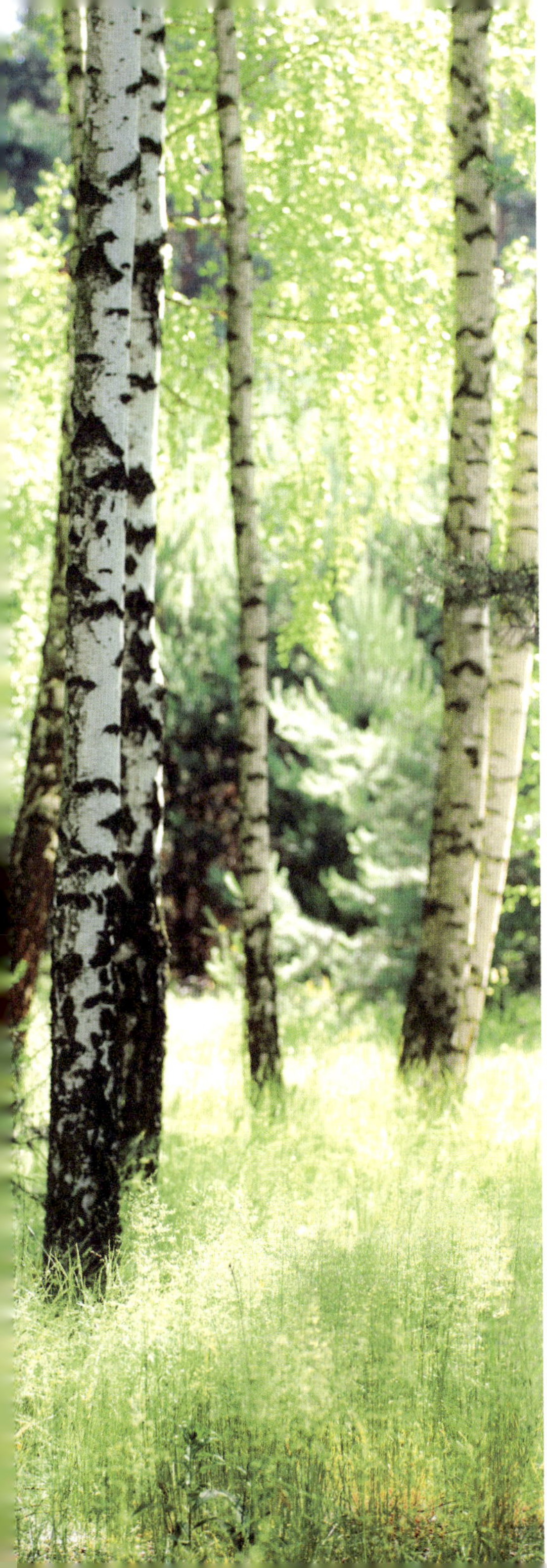

RUHEN UND VERDAUEN

Das parasympathische Nervensystem

Der andere Teil des vegetativen Nervensystems hingegen, das parasympathische Nervensystem, wirkt der Erregung entgegen und sorgt dafür, dass der Körper ruhen und verdauen kann. In seiner Verantwortung liegt es, den Körper wieder zur Ruhe kommen zu lassen, damit verschiedene Reparaturprozesse stattfinden können.

Ist der Körper jedoch über einen zu langen Zeitraum zu viel chronischem Stress ausgesetzt, kann das parasympathische Nervensystem letztlich kollabieren.

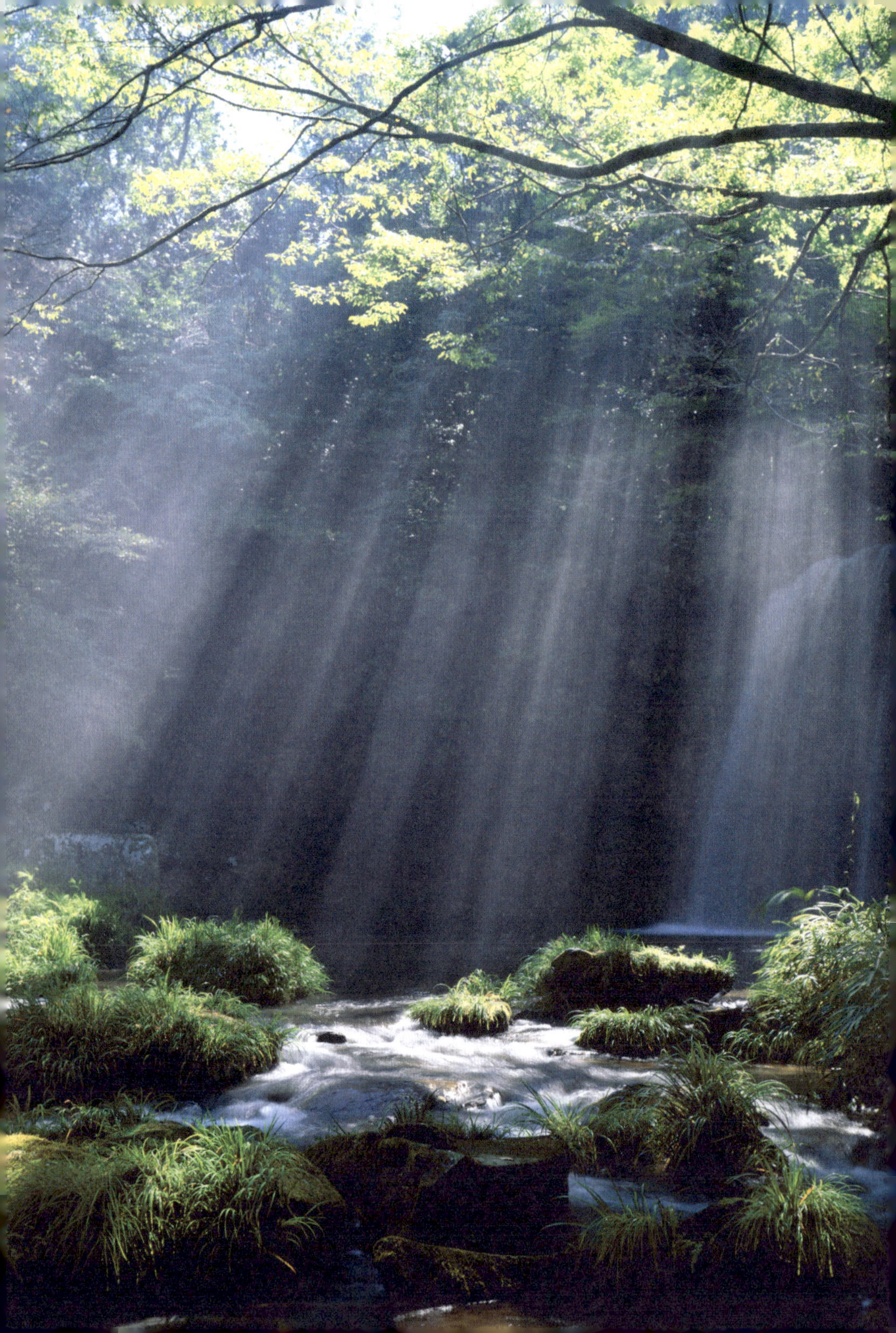

DIE NATUR UND DAS NERVENSYSTEM

Die Regulierung des Nervensystems ist genau der Punkt, an dem Naturtherapien ins Spiel kommen. In einer natürlichen Umgebung lässt Stress im Allgemeinen nach, viele Menschen berichten von einem Gefühl der Entspannung. Viele fühlen sich wieder voller Energie und erfrischt. Schon das reguliert das Nervensystem und führt zu einer gesünderen Balance zwischen Aktivierung und Entspannung, in meinen Augen das wichtigste Anzeichen des Wohlbefindens. Auf diese Weise kann Erkrankungen vorgebeugt werden.

Stressbedingte Erkrankungen

Die folgenden Krankheiten und Beschwerden stehen erwiesenermaßen in einem Zusammenhang mit chronischem Stress:

- Erkältungen und grippale Infekte
- Rücken-, Nacken- und Schulterschmerzen
- Verzögerte Wundheilung
- Über- und Untergewicht
- Schlafstörungen
- Depressionen
- Dysautonomie
- Reizdarmsyndrom
- Magenprobleme wie z. B. Magengeschwür
- Herzerkrankungen
- Erhöhtes Krebsrisiko

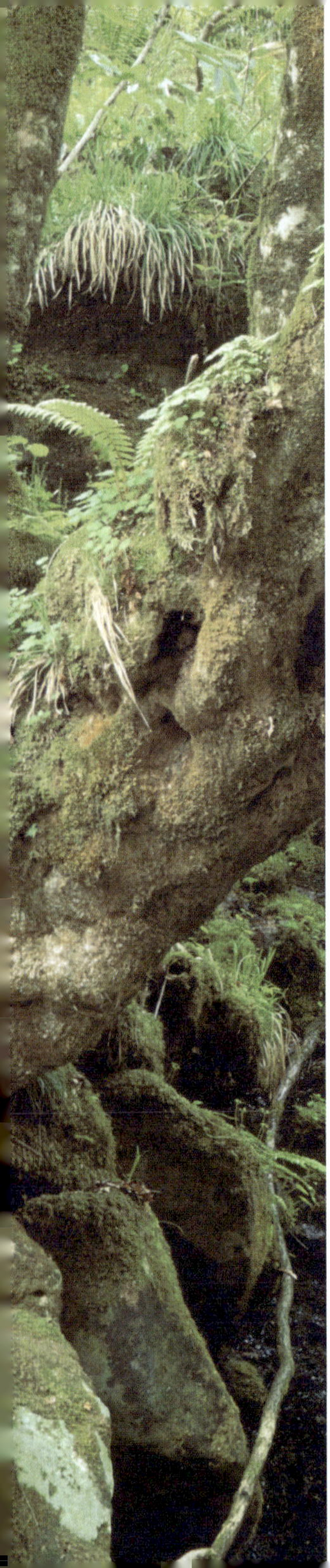

Die Natur als Medizin

Ein Waldspaziergang? So simpel? Ja – die Methode mag simpel sein, ihre gesundheitlichen Vorzüge aber sind ganz außergewöhnlich.

DIE GESUNDHEITLICHEN VORZÜGE DES SHINRIN YOKU

Wir haben die folgenden direkten Wirkungen der Waldtherapie gemessen:

- Verbesserte Immunabwehr mit einer steigenden Anzahl an natürlichen Killerzellen (NK-Zellen), die Tumoren und Infektionen bekämpfen
- Vermehrte Entspannung des Körpers durch eine erhöhte Aktivität des Parasympathikus
- Stressreduzierung durch eine verringerte Aktivität des sympathischen Nervensystems
- Senkung des Blutdrucks nach nur 15 Minuten
- Verringertes Stressempfinden, dafür ein allgemein verbessertes Wohlbefinden
- Senkung des Blutdrucks nach einem Tag Waldtherapie, die bis zu fünf Tage anhält

Die regenerierende Kraft der Natur

Wissenschaftler aus Pennsylvania haben nachgewiesen, dass selbst der Blick aus dem Fenster eine heilsame Wirkung haben kann. Sie testeten dies an Patienten, die sich nach einer Operation zur Entfernung der Gallenblase im Krankenhaus erholten. Einigen gab man ein Zimmer mit Blick auf eine Mauer, anderen eines mit Aussicht auf eine natürliche Umgebung. Letztere erholten sich deutlich rascher; sie konnten das Krankenhaus früher verlassen und brauchten während ihres Aufenthalts dort auch weniger Schmerzmittel.[33]

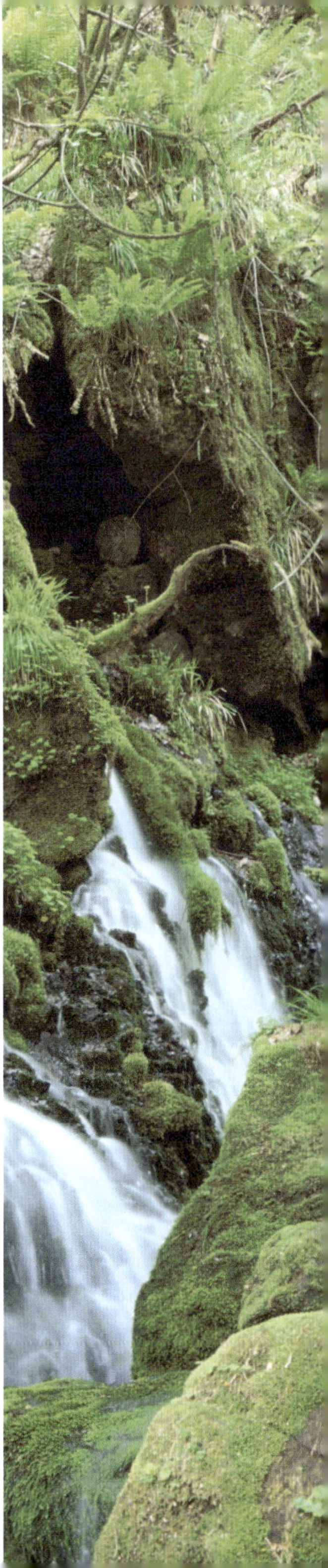

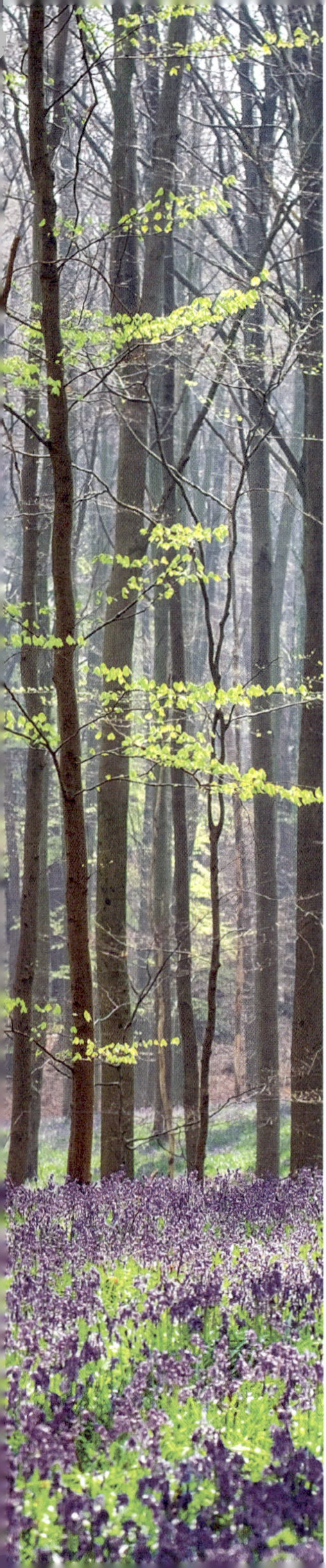

Warum kann die Natur Stress lindern?

Die meisten Menschen würden der Aussage zustimmen, sich in der Natur einfach »wohler« zu fühlen, und das ist auch schon der Grund, warum sie Stress reduzieren kann. Ich denke, es ist wichtig herauszufinden, was wir unter Wohlfühlen verstehen. Eine anerkannte Definition dessen gibt es bislang noch nicht, deshalb schlage ich im Folgenden eine vor.

SYNCHRONISIERUNG DES RHYTHMUS

Meine Vorstellung vom Wohlfühlen ist die einer Situation, in der sich die Rhythmen von Mensch und Natur aneinander anpassen. Befinden wir uns in einer bestimmten Umgebung und haben wir das Gefühl, dass sich unsere eigenen Rhythmen mit denen der besagten Umgebung synchronisieren, fühlen wir uns wohl. Machen z. B. bei einer Vorlesung die Zuhörer Geräusche, die auf ihre Aufmerksamkeit und ihr Interesse schließen lassen, wird der Vortrag lebendig. Langweilen sie sich sichtbar, wird auch der Vortrag langweilig. Ähnliches gilt für Konzerte.

So kann man das Konzept des Wohlfühlens sicherlich aus der Perspektive der synchronisierten Rhythmen betrachten. Zur angesprochenen Umgebung gehören natürlich nicht nur Menschen, sondern auch Tiere und Pflanzen, Filme, Musik etc.

Die meisten Menschen erleben täglich, wie uns die Berührung mit Blumen und anderen Pflanzen automatisch entspannt. Ein weiteres Beispiel: In der Ecke des Zimmers, in dem ich schreibe, stehen zwei Pflanzen, eine Papaya und eine Avocado; beide habe ich aus den Samen der Früchte selbst gezogen. Erst neulich habe ich eine köstliche, reife Papaya gepflückt und sie gegessen. Wenn ich jetzt beim Schreiben müde werde, brauche ich nur zur Pflanze zu sehen und fühle mich automatisch erfrischt. Ein Prozess der Synchronisierung, selbst mit diesem winzigen Stück Natur, einer Topfpflanze. Und der hängt sicherlich mit unserer sieben Millionen Jahre langen Evolution zusammen.

PASSIVES WOHLFÜHLEN VS. AKTIVES WOHLFÜHLEN

1961 definierte die Weltgesundheitsorganisation (WHO) vier Schichten, aus denen sich unser individueller Lebensstil zusammensetzt: aus dem Wohlgefühl, der Leistungsfähigkeit, der Gesundheit und der Sicherheit. Masao Inui unterteilte die erste Schicht noch einmal in zwei Arten des Wohlgefühls, in das »passive« und das »aktive Wohlfühlen«.[34] In Anlehnung an Inuis Definition unterscheide auch ich beim Wohlgefühl zwischen aktiv und passiv (siehe Grafik gegenüber).

Passives Wohlfühlen basiert auf sogenannten Mangelbedürfnissen wie z. B. der Wärmeregulierung; das »negative Bedürfnis« zielt darauf ab, Unwohlsein zu eliminieren. Passives Wohlfühlen lässt sich gut definieren, weil es persönliche Vorstellungen und Gefühle außen vor lässt. So müssen wir uns beispielsweise warm halten, um nicht zu erfrieren. Aktives Wohlfühlen hingegen hängt direkt von unseren Gefühlen ab und konzentriert sich auf Dinge, die wir nicht zwingend brauchen; deshalb wird es von verschiedenen Menschen auch unterschiedlich definiert werden.

Vor etwa 50 Jahren, ich ging noch zur Schule, konnte man die Umgebung, in der ich lebte, nicht unbedingt eine »Wohlfühlumgebung« nennen. Luftverschmutzung war ein Problem, außerdem waren die Häuser im Winter zu kalt und im Sommer zu heiß. Von passivem Wohlfühlen konnte also kaum die Rede sein.

Zu Beginn der 1990er-Jahre hatte man diese Probleme allerdings im Griff, und so verlagerte sich das Interesse der Menschen mehr auf das aktive Wohlfühlen, das durch unsere fünf Sinne gewährleistet wird. Die Gesellschaft will zwar mehr darüber erfahren, doch lässt sich das Thema akademisch nur schwer fassen.

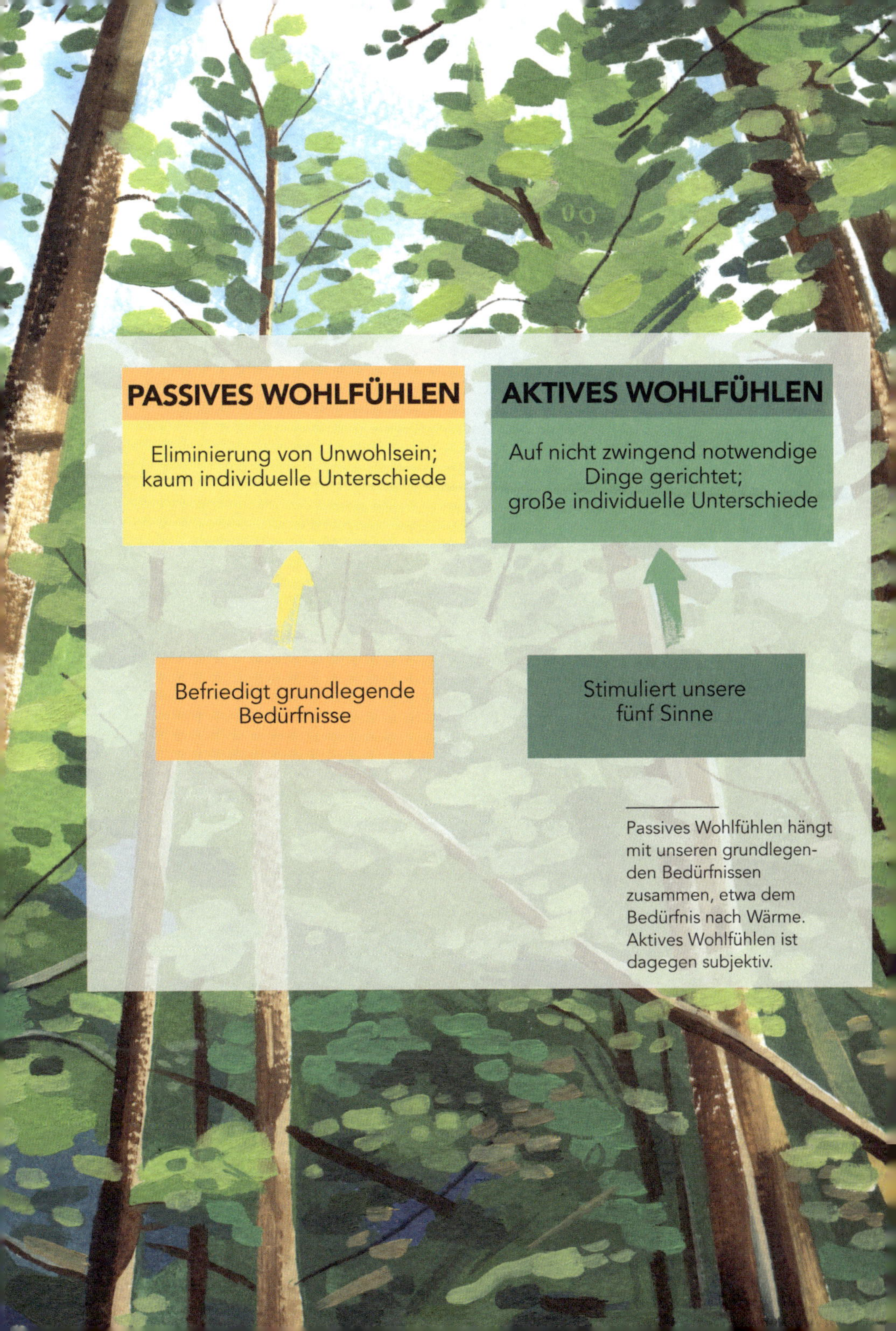

Passives Wohlfühlen hängt mit unseren grundlegenden Bedürfnissen zusammen, etwa dem Bedürfnis nach Wärme. Aktives Wohlfühlen ist dagegen subjektiv.

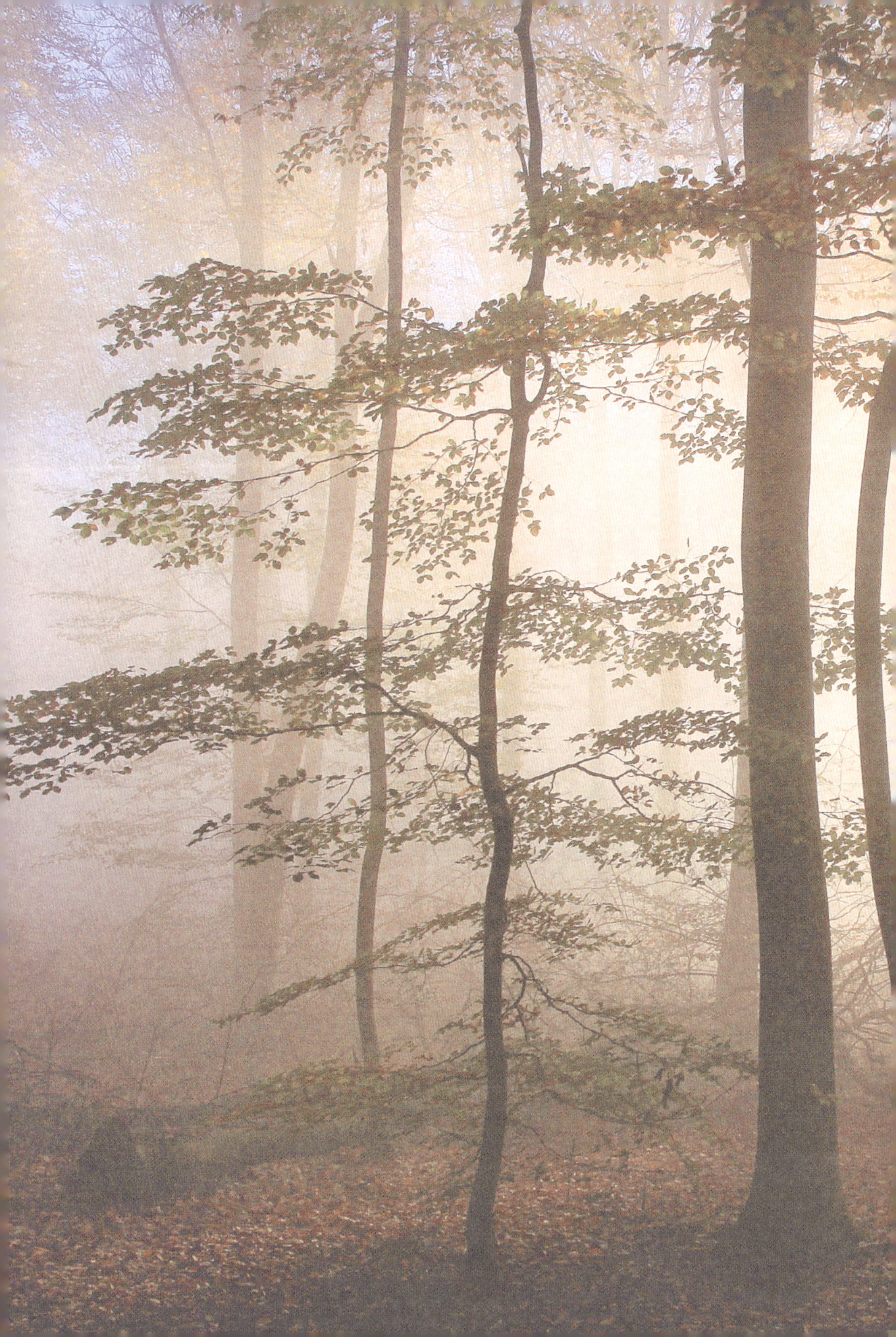

»Ich bin oft acht oder zehn Meilen durch den tiefsten Schnee gestapft, um eine Verabredung mit einer Buche, einer Gelb-Birke oder einem alten Bekannten unter den Kiefern einzuhalten.«

HENRY DAVID THOREAU

KAPITEL 2

Japans Beziehung zur Natur

日本人と自然の関係

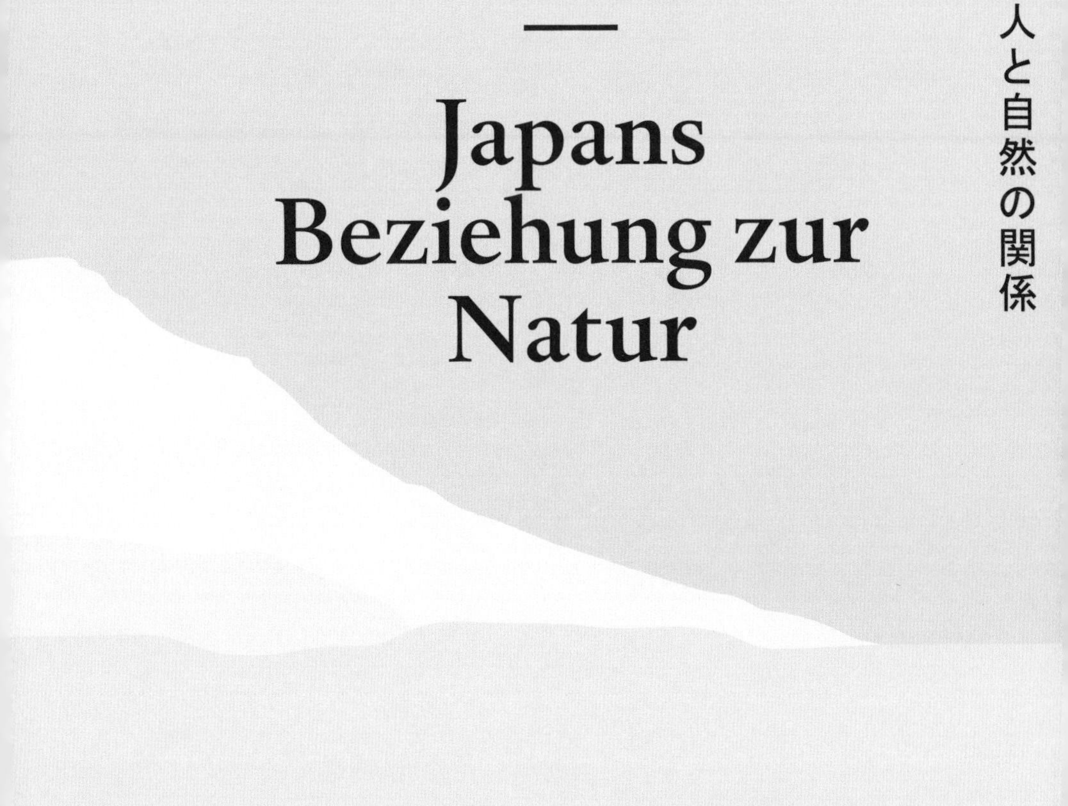

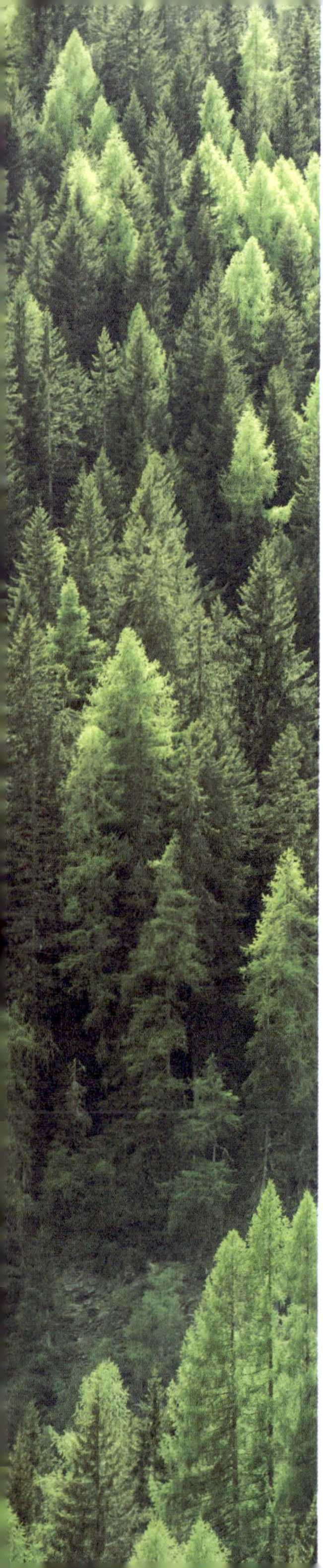

An einem Neujahrstag fand im japanischen Fernsehen einmal eine Diskussionsrunde statt, an der der Blumenarrangeur Toshiro Kawase und der Biologe Toshitaka Hidaka, mein Biologiedozent an der Universität, teilnahmen. Dabei ging Kawase auf den Unterschied zwischen der japanischen und der europäischen Form des Blumenarrangierens ein. In der japanischen Tradition bedankt sich der Arrangeur hinterher bei den Blumen, indem er sich vor ihnen verneigt. Dieses Ritual gibt es in der europäischen Tradition des Blumenarrangierens nicht, und Kawase wies darauf hin, dass die Verneigung als Ausdruck der Dankbarkeit die in Japan empfundene Gleichheit zwischen Mensch und Pflanze andeute.

Daraufhin erzählte Hidaka, er habe einmal ein Blumenarrangement in einem Haus in Frankreich gelobt. Als man ihn gefragt hatte, was ihm daran so gefiel, hatte er nicht gewusst, wie er dies erklären sollte. Er hatte sich insgesamt von dem Blumenarrangement angezogen gefühlt und konnte seine persönliche Beziehung zu den Pflanzen weder sich noch anderen genauer erläutern.

Hidaka fuhr fort, dies zeige die besondere Art und Weise, wie die Japaner die Natur sehen. Sie sehen sich nicht als über der Natur stehend, sondern als gleichberechtigt. Ich fand es faszinierend, dass beide gleich über die Beziehung zwischen Mensch und Natur dachten, obwohl sie doch aus ganz unterschiedlichen Bereichen kamen – der eine ein Wissenschaftler, der andere ein Blumenarrangeur.

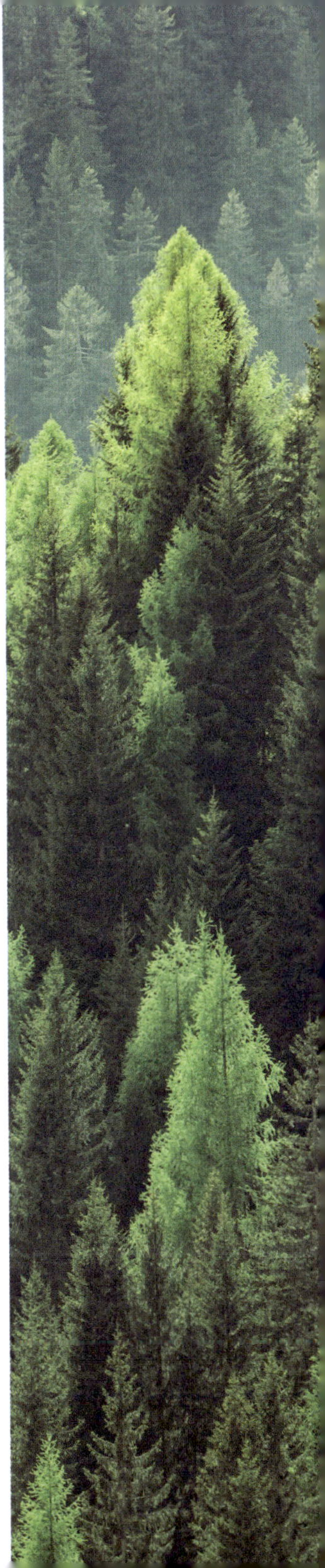

Die Natur in der japanischen Kultur

Ähnliches drückt auch Isamu Kurita in seinem Buch *A Flower Journey*[35] aus: »Im Westen sehen sich die Menschen Blumen an. In Asien leben sie mit ihnen.« Die Vorstellung einer engen Bindung zwischen Mensch und Natur ist in Japan nicht neu. In vielen alten Gedichten, etwa von Ki no Tsurayuki und Ono no Komachi, vor rund 1000 Jahren verfasst, werden Leben und Gestalt der Dichter mit Blumen verglichen und gleichgesetzt.

Über die Beziehung des japanischen Volks zur Natur schrieb auch Masao Watanabe, emeritierter Professor der Universität Tokio, in einer Ausgabe der Zeitschrift *Science*[36] 1974: »Der christlichen – d. h. westlichen – Religion zufolge ist Gott der Schöpfer von Himmel und Erde, und der Mensch nimmt in dieser Schöpfung eine Sonderstellung ein. Diese Ansicht – dass der Mensch über dem Rest der Schöpfung steht – liegt auch der westlichen Sicht der Natur zugrunde. Hier steht der Mensch der Natur gegenüber, in Japan ist er ein Teil von ihr.«[37]

Im gleichen Artikel betrachtet Haruhiko Morinaga das Thema aus der Perspektive westlicher Absolutismus vs. östliche Relativität und verdeutlicht die tief greifenden kulturellen Unterschiede mit folgendem Beispiel.[38] Jemand fragt: »Ein Wal ist doch kein Fisch, oder?« Ein Japaner würde auf diese Frage antworten: »Stimmt, ein Wal ist kein Fisch.« Er würde dem Fragenden also zustimmen. Jemand aus dem westlichen Kulturkreis würde nur sagen: »Wale sind keine Fische.« Letzteres ist eine schlichte Feststellung von Tatsachen, Ersteres bezieht den Fragesteller mit ein. Dieser Gegensatz zwischen Absolutismus und Relativität lässt sich auch auf die jeweilige Beziehung zur Natur anwenden.

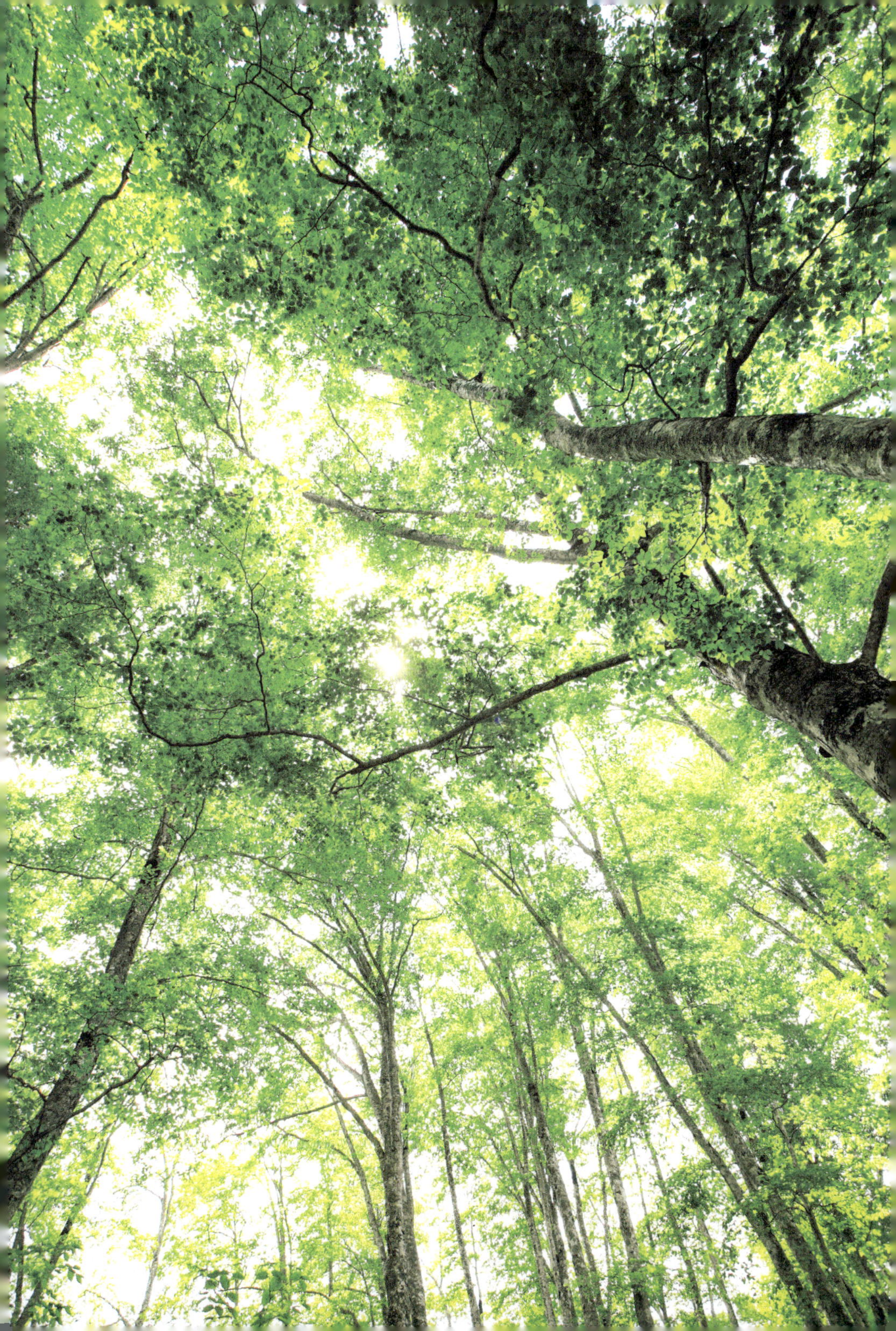

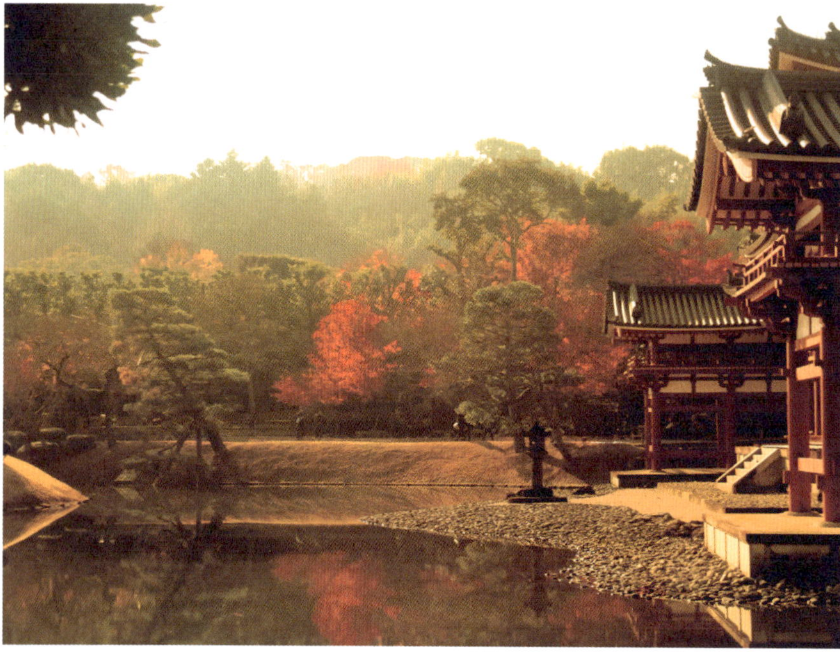

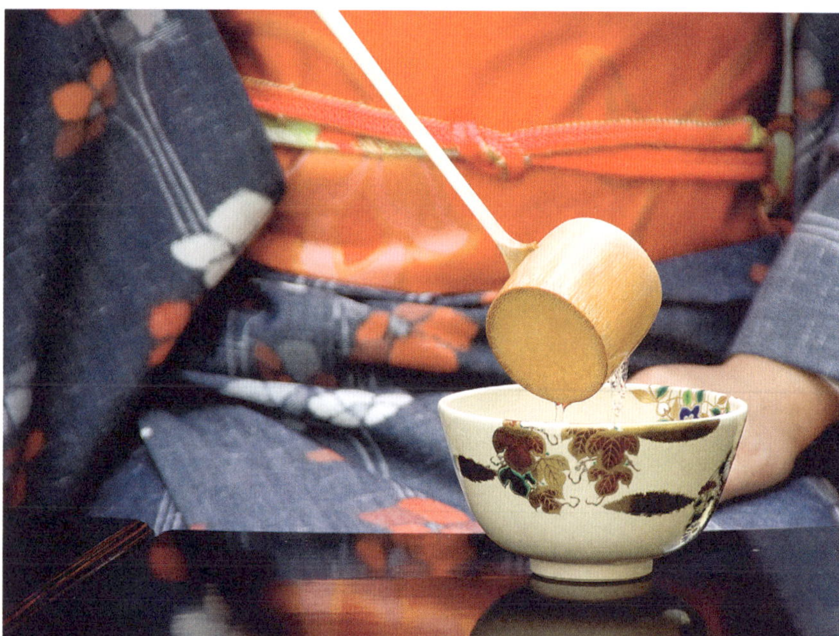

Die japanische Ästhetik

Häufig wird die Beziehung der Japaner zur Natur als Teil der »japanischen Ästhetik« gesehen, als Teil bestimmter philosophischer Vorstellungen, die Kunst und Leben in Japan miteinander verbinden. Eine dieser Vorstellungen ist die Wertschätzung von Schönheit, die sowohl unvollkommen als auch vergänglich ist – und für viele Dichter und andere Künstler ist es die Natur, die diese Art von Schönheit verkörpert.

In den ältesten bekannten Anthologien japanischer Dichtkunst werden Gefühle häufig mit Bildern aus der Natur ausgedrückt. In seinem Vorwort zu der Anthologie *Kokinshu* schreibt der japanische Dichter Ki no Tsurayuki: »Japanische Gedichte finden in den Herzen der Menschen fruchtbaren Boden, wo ihre Samen zu Blättern von Worten heranwachsen. Damit verleihen die Menschen dem, was sie im Leben sehen und hören, Ausdruck.« Zudem gibt es viele klassische Symbole aus der Natur, die für bestimmte Gefühle stehen, etwa fallende Kirschblüten für Kummer oder ein Herbstabend für Einsamkeit.

Diese Vorstellungen sind auch im modernen Japan noch gang und gäbe, insbesondere in der Architektur, die so gestaltet wird, dass sie im Einklang mit ihrer natürlichen Umgebung, den umgebenden Gärten, aber auch mit der Einrichtung steht.

»Im Frühjahr ist die Morgendämmerung am schönsten … Im Sommer die Nacht. Nicht nur bei Mondschein, auch wenn es dunkel ist und Glühwürmchen leuchten. Und selbst bei Regen – welche Schönheit!«

SEI SHONAGON

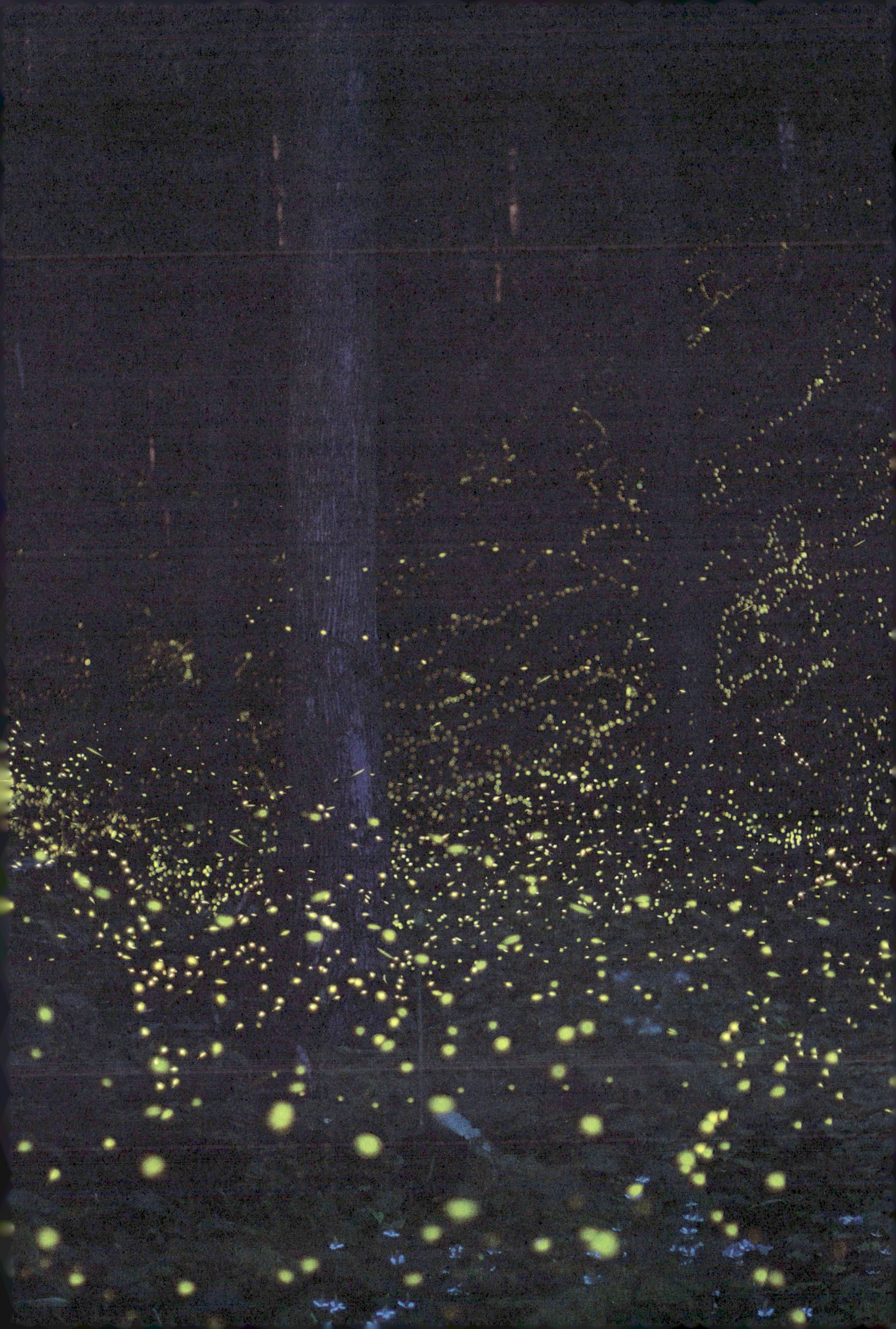

Die Geografie Japans

Der japanische Archipel ist lang und schmal und erstreckt sich von Norden nach Süden über rund 3000 Kilometer. Klima und geografische Lage bieten einer Vielzahl von Baumarten gute Bedingungen, von den Mangrovensümpfen im Süden des Landes über die Laubwälder mit Japanischer Buche in der Mitte bis hin zu den Nadelbäumen im Norden.

Die Flora Japans zeichnet sich durch eine große Artenvielfalt aus: Rund 5560 Pflanzenspezies sind dort heimisch, was wiederum die für die Inseln so typische Diversität des Klimas widerspiegelt. Mehr als 249 850 Quadratkilometer der Landesfläche sind von Wald bedeckt, eindrucksvolle 69 Prozent der Gesamtfläche. Von allen Industrienationen der Welt können nur Schweden und Finnland eine ähnlich hohe Walddichte vorweisen – und trotzdem ist Japan gleichzeitig eines der am dichtesten besiedelten Länder der Erde.

Japan verfügt über fünf Klimazonen mit jeweils eigener Fauna und jeweils unterschiedlichen Baumarten. Matsu, die japanische Kiefer, und Sugi, die japanische Zeder, auch Sicheltanne genannt, sind in ganz Japan verbreitet, selbst in den warmen südlichen Regionen, und dem japanischen Volk wohlvertraut. Die natürlichen Wälder Japans lassen sich in drei Hauptkategorien einteilen:

- Nadelwälder mit Fichten und Tannen in den alpinen Zonen sowie im östlichen und nördlichen Hokkaido
- Laubwälder mit Eichen und Buchen im Zentrum Honshus und im südlichen Hokkaido
- Immergrüne Laubwälder mit Lorbeerbäumen und Zwergkastanien im Westen Honshus sowie auf Shikoku und Kyushu

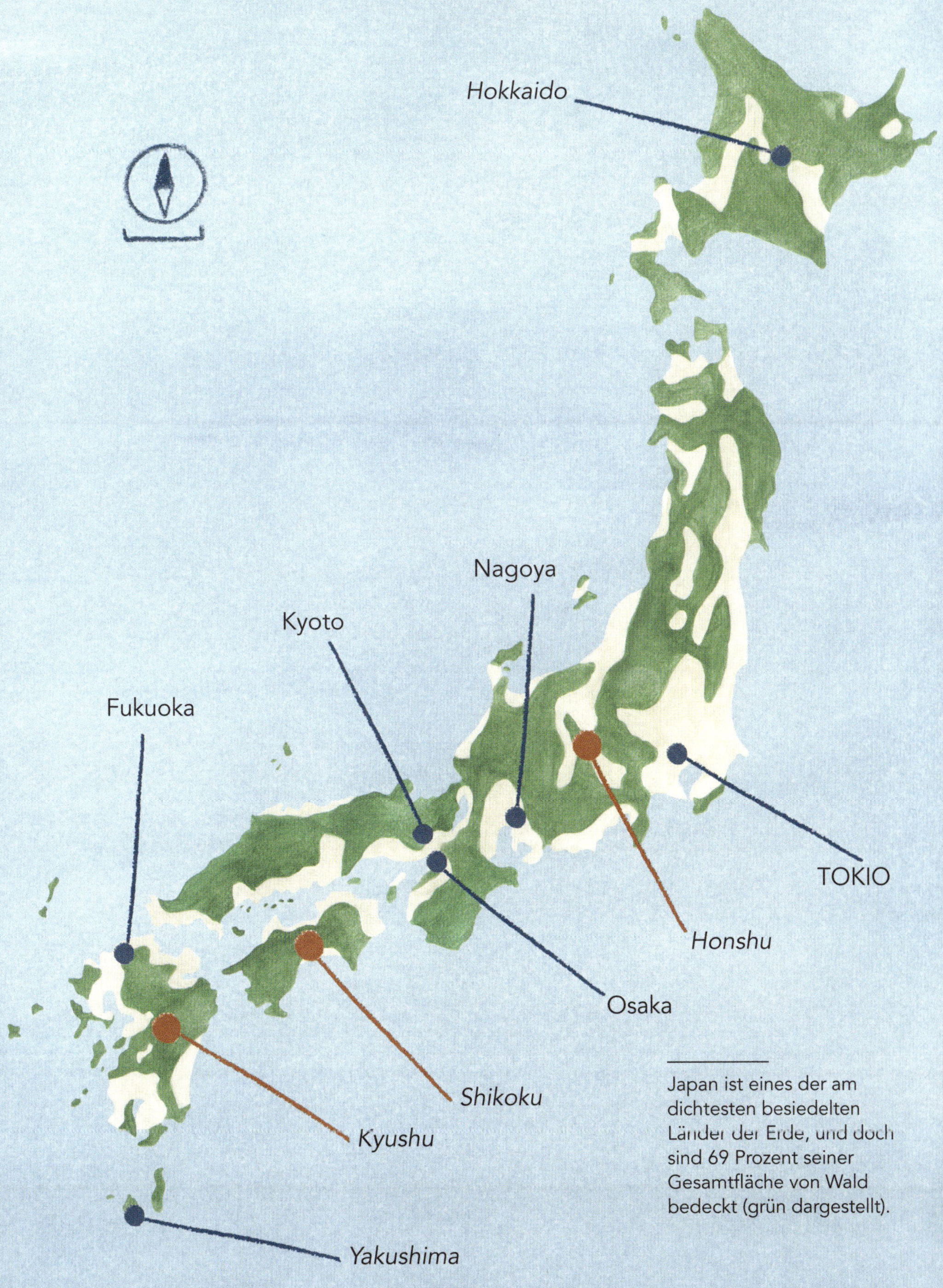

Japan ist eines der am dichtesten besiedelten Länder der Erde, und doch sind 69 Prozent seiner Gesamtfläche von Wald bedeckt (grün dargestellt).

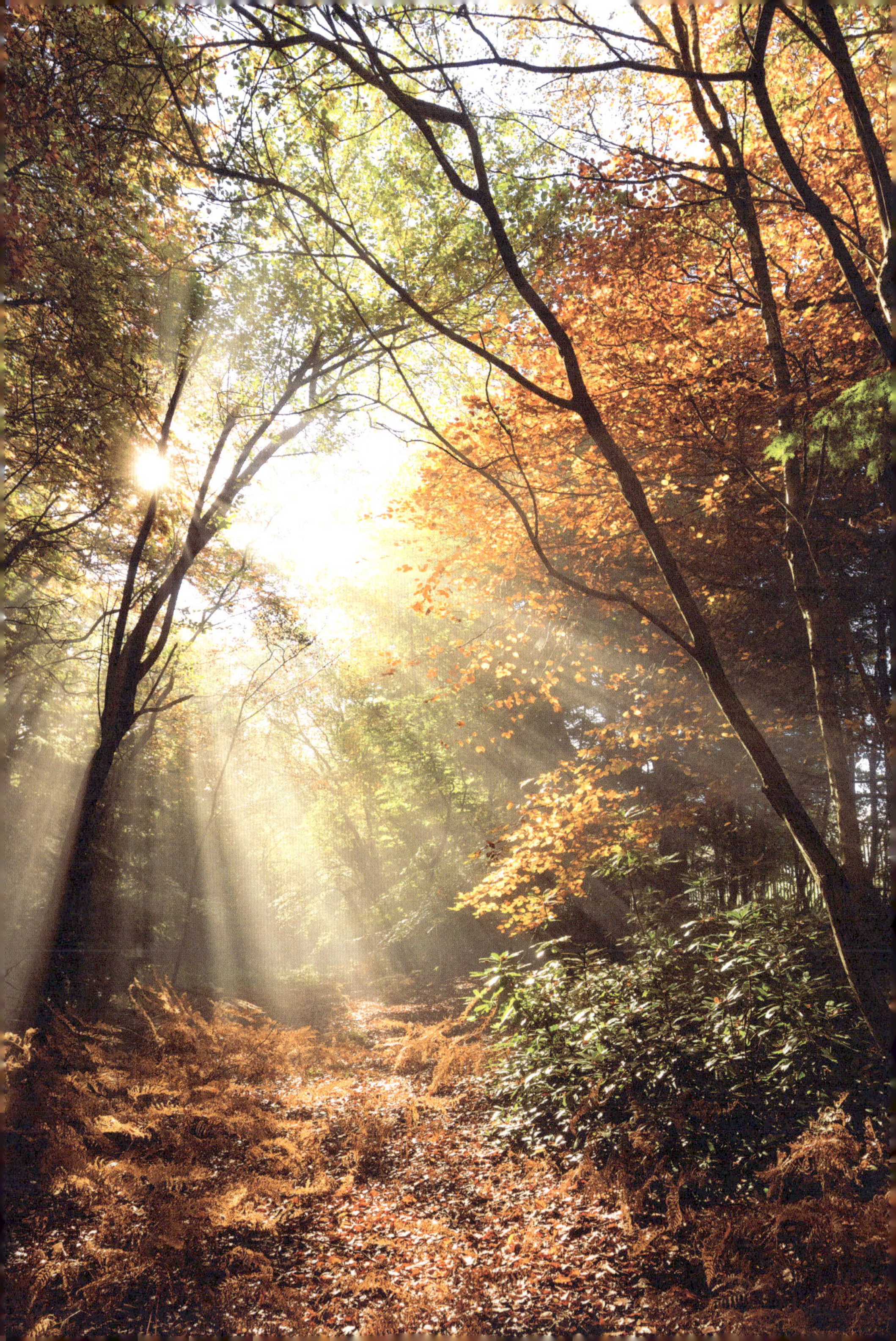

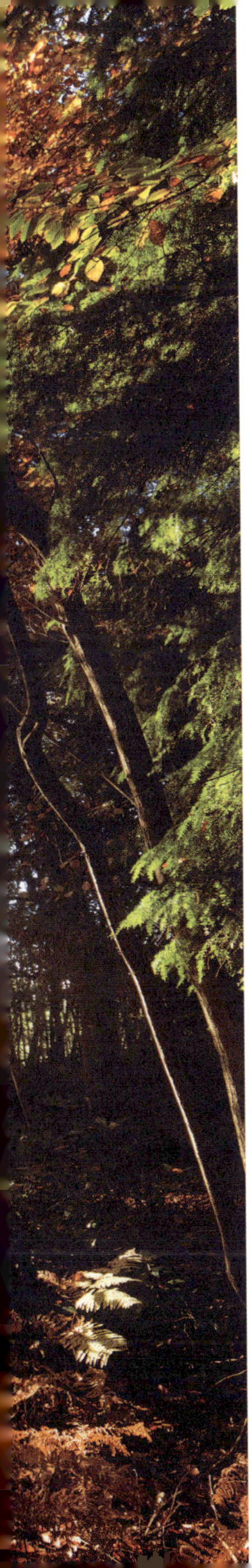

DIE BEDEUTUNG DER BÄUME

Dass eine so große Fläche des Landes von Wald bedeckt ist, könnte auch der Grund dafür sein, warum Bäume in Japan besonders verehrt werden und beispielhaft für den Einklang des Menschen mit der Natur stehen. Schon ihre Namen deuten darauf hin. Kiefern *(Pinus thunbergii* und *Pinus densiflora)* heißen Matsu oder, übersetzt, »warten, bis die Seele eines Gottes vom Himmel herabsteigt«. Der Name des Ogatama-noki-Baums *(Michelia compressa)* kann mit »die Seele einladen« übersetzt werden – dem Volksglauben nach die Seele eines Gottes, weshalb der Baum häufig am Tor zu einem Schrein gepflanzt wurde.

ZEDER Vor allem große, alte Bäume wie die Japanische Zeder *(Cryptomeria japonica)* haben als landschaftliche Wahrzeichen eine besondere Bedeutung. Sie werden ihrer Größe und ihrer einzigartigen Gestalt wegen verehrt, für ihre Jahresringe, ein wahres »Klimaarchiv«, als Beispiele von Spezies, die zu einer bestimmten Umgebung passen, und als Wegweiser zur ökologischen Renaturierung der jeweiligen Gegend. Auch Gottheiten sollen sich bei ihrem Besuch auf der Erde an ihnen orientieren. Bemühungen hinsichtlich des Erhalts dieser großen Bäume haben sich in letzter Zeit enorm verstärkt. Mittlerweile gibt es sogar »Baumärzte«, die sich um sehr alte und schwache Exemplare kümmern. In einer Höhe von 1000 Metern werden manche Zedern auf Yakushima bis zu 30 Meter groß und über 2000 Jahre alt. Kleine Schreine an ihrem Stamm zeugen von ihrer spirituellen Bedeutung.

KADOMATSU Die Tradition des Kadomatsu (»Torkiefer«), des Dekorierens von Eingängen mit Kiefernzweigen an Neujahr, ist auch heute noch beliebt. Ursprünglich lud man damit die Götter in sein Haus ein.

BAMBUS Bambus *(Phyllostachys bambusoides)* kennzeichnet oft heilige Orte. So pflanzten beispielsweise Bauern einen hohen Bambusbaum, den »heiligen Baum«, auf ihren Reisfeldern, um an ihm bei einem Gott um eine gute Reisernte zu bitten. Der Bambus wird wegen seines raschen Wuchses verehrt und symbolisiert das Mysterium kräftigen Lebens.

KIRSCHBLÜTE Die jahrhundertealte Tradition des Hanami (»Blüten betrachten«) erfreut sich auch heute noch außerordentlicher Beliebtheit. Wahre Menschenmassen kommen zusammen, um sich das kurzlebige Spektakel anzusehen. Die Kirschblüte hat in Japan eine so große Bedeutung, dass die Landesblume bereits zu einem kulturellen Symbol geworden ist. Dabei geht es nicht nur um die überwältigende Schönheit des Ereignisses, sondern auch um seine Versinnbildlichung des ewigen Kreislaufs von Leben, Tod und Erneuerung. In Verbindung mit den buddhistischen Vorstellungen von Sterblichkeit, Achtsamkeit und Gegenwärtigkeit steht die Kirschblüte so als zeitlose Metapher für das menschliche Dasein. Das Schauspiel ist ungeheuer eindrucksvoll, prächtig und berauschend, aber leider sehr kurz – ebenso wie das Leben auch schön, aber endlich ist. Die Kirschblütensymbolik durchdringt viele Bereiche der japanischen Kultur, sei es Malerei, Film oder Dichtkunst.

BONSAI Die Ursprünge der Kunst, Miniaturbäume in Töpfen anzupflanzen, gehen in Japan auf das 7. Jahrhundert zurück. Wie die meisten anderen japanischen Kunstformen ist auch die Kunst des Bonsai eine komplizierte und raffinierte Angelegenheit, bei der der gewünschte Effekt aus der Schlichtheit der Ästhetik heraus entsteht; sie ist das Produkt mühsamer, harter Arbeit und schier endloser Geduld. Es gibt bestimmte ästhetische Regeln, zu denen beispielsweise auch eine Aversion gegen Symmetrie und der Wunsch, die Proportionen eines ausgewachsenen Baumes nachzuahmen, gehören.

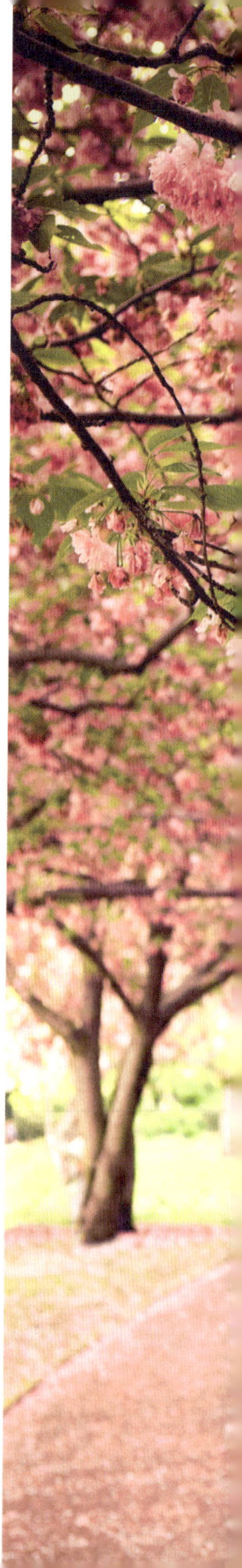

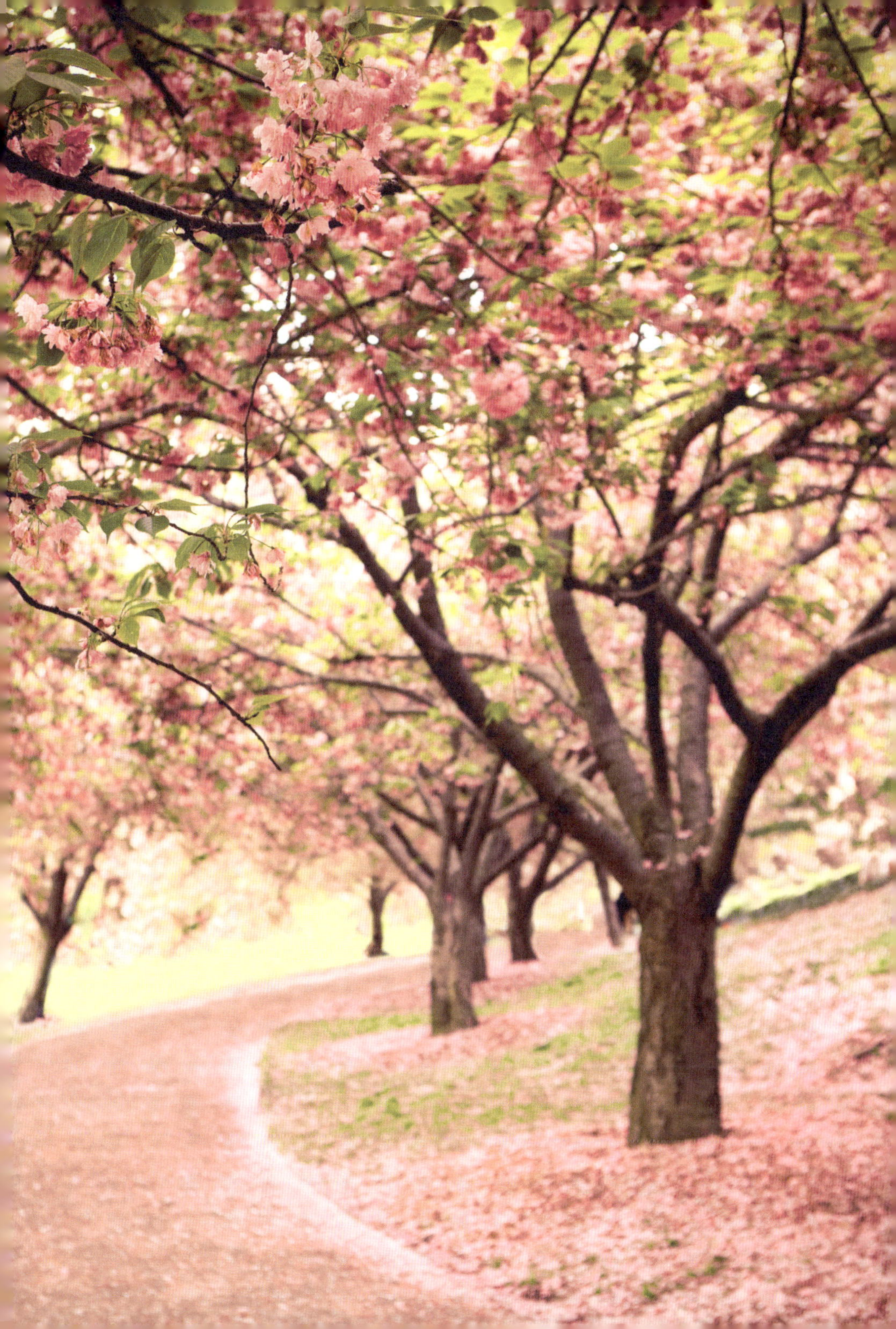

Naturtherapieforschung in Japan

Angesichts der engen Bindung des Landes zur Natur, vor allem zu Wäldern und Bäumen, überrascht es kaum, dass Japan führend auf dem Gebiet der Naturtherapieforschung ist. Große finanzielle Unterstützung gewährt die japanische Regierung, die die Notwendigkeit erkannt hat, den durch urbane, künstliche Umfelder bedingten Stress zu reduzieren. Und warum nicht vor der eigenen Haustür nach einer Lösung des Problems suchen? Schließlich verfügt Japan über wunderschöne Wälder und eine atemberaubende Natur.

2004 gewährte uns die Regierung ein ansehnliches Forschungsbudget von etwa 270 Millionen Yen, rund 2,5 Millionen Dollar, und weitere 200 Millionen Yen aus dem Nachtragshaushalt. Damit bauten wir u. a. einen klimatisierten Testraum und brachten unsere Forschungen rasch weiter voran.

In den vergangenen 15 Jahren haben japanische Hersteller physiologischer Messgeräte entsprechend reagiert und die weltweit fortschrittlichsten Geräte zur Messung der Aktivität des Gehirns und des vegetativen Nervensystems entwickelt. Das hat einen großen Beitrag zur Naturtherapieforschung in Japan geleistet.

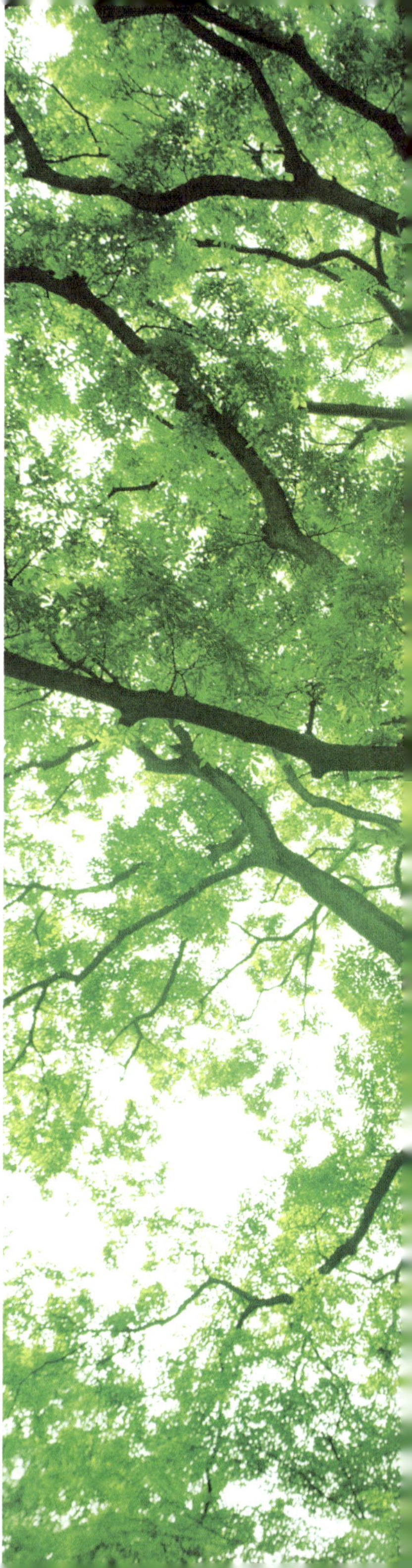

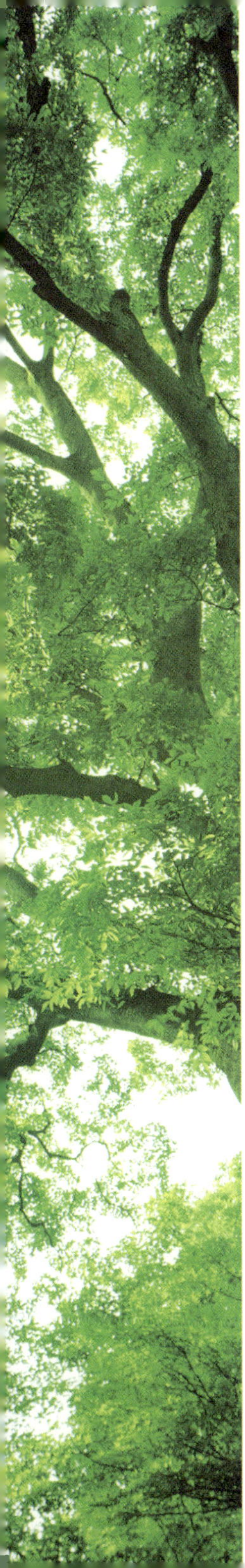

AKTUELLER FORSCHUNGSSTAND

Japan kann mittlerweile auf eine eindrucksvolle Datensammlung nicht nur zum Thema Shinrin Yoku, sondern auch zu anderen Naturtherapien wie der Parktherapie[39–44] , der Holztherapie[45–54] und der Blumen-/Bonsaitherapie[55–72] blicken.

Der therapeutische Wert der Natur liegt auf der Hand. 1992 führte ich die ersten Holztherapieexperimente[45] durch, seitdem sind die Ergebnisse gleichbleibend. Allein durch den Geruch oder das Berühren eines Stücks Kiefern-, Eichen- oder japanischen Zypressenholzes konnte bei den Probanden eine Beruhigung der präfrontalen Hirnaktivität, eine verringerte Aktivität des sympathischen Nervensystems und ein Anstieg der Parasympathikusaktivität festgestellt werden (siehe dazu S. 172f.) – kurz: eine Stressreduzierung.

Unsere Forschungen bezüglich der Park- und der Blumen-/Bonsaitherapie begannen 2007. Bislang haben wir untersucht, wie ein Parkspaziergang und das Betrachten von Rosen, Stiefmütterchen, Drachenbäumen und Zypressenbonsais unsere Gesundheit beeinflussen. In weiteren Experimenten haben wir uns mit den Auswirkungen von Rosen- und Orangenduft sowie von Aktivitäten wie dem Umsetzen von Zierpflanzen beschäftigt. Wie bei anderen Naturtherapien haben sich auch hier deutliche Beweise für die entspannende Wirkung der Tätigkeiten auf den Körper gezeigt (siehe dazu S. 162–171).

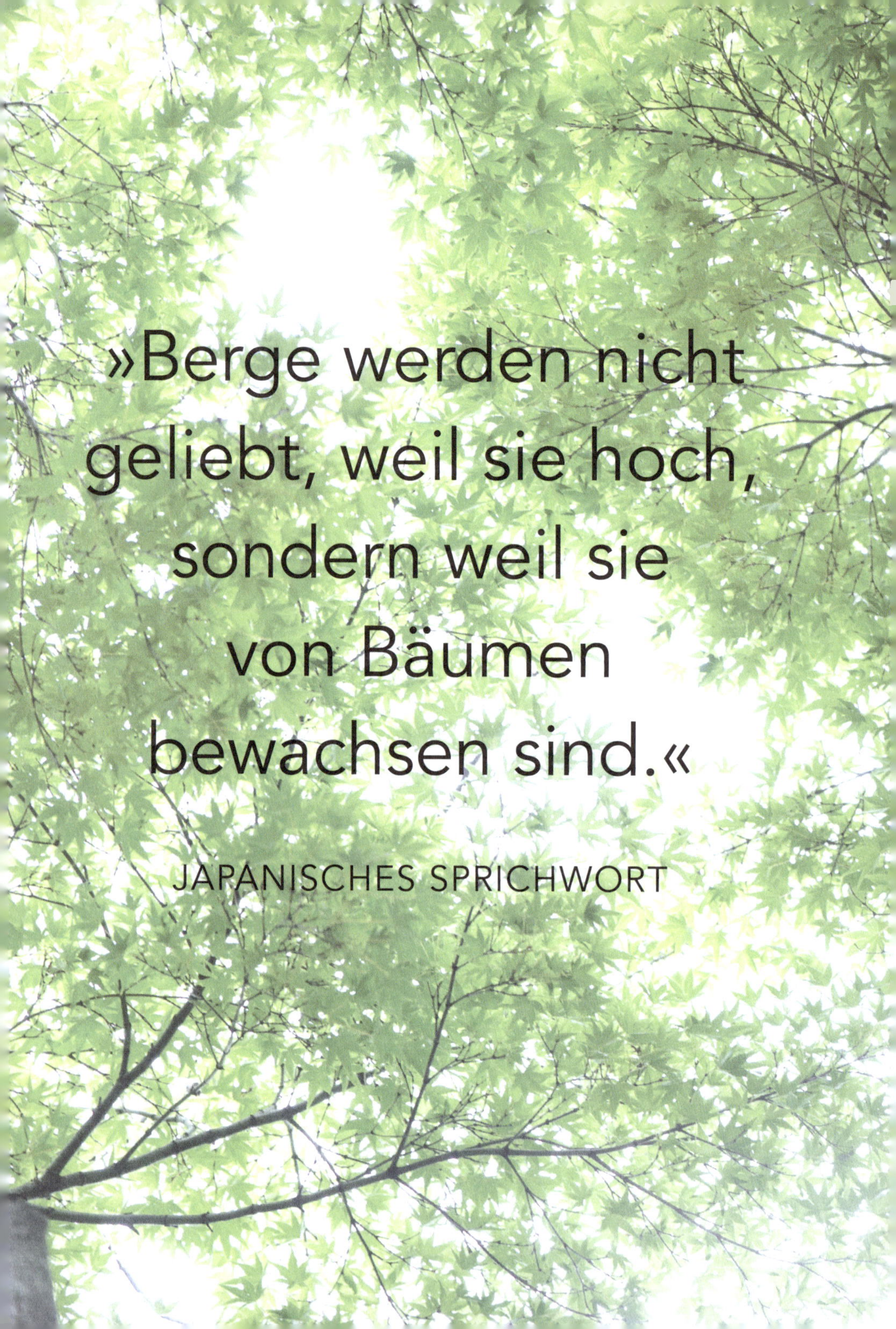

»Berge werden nicht geliebt, weil sie hoch, sondern weil sie von Bäumen bewachsen sind.«

JAPANISCHES SPRICHWORT

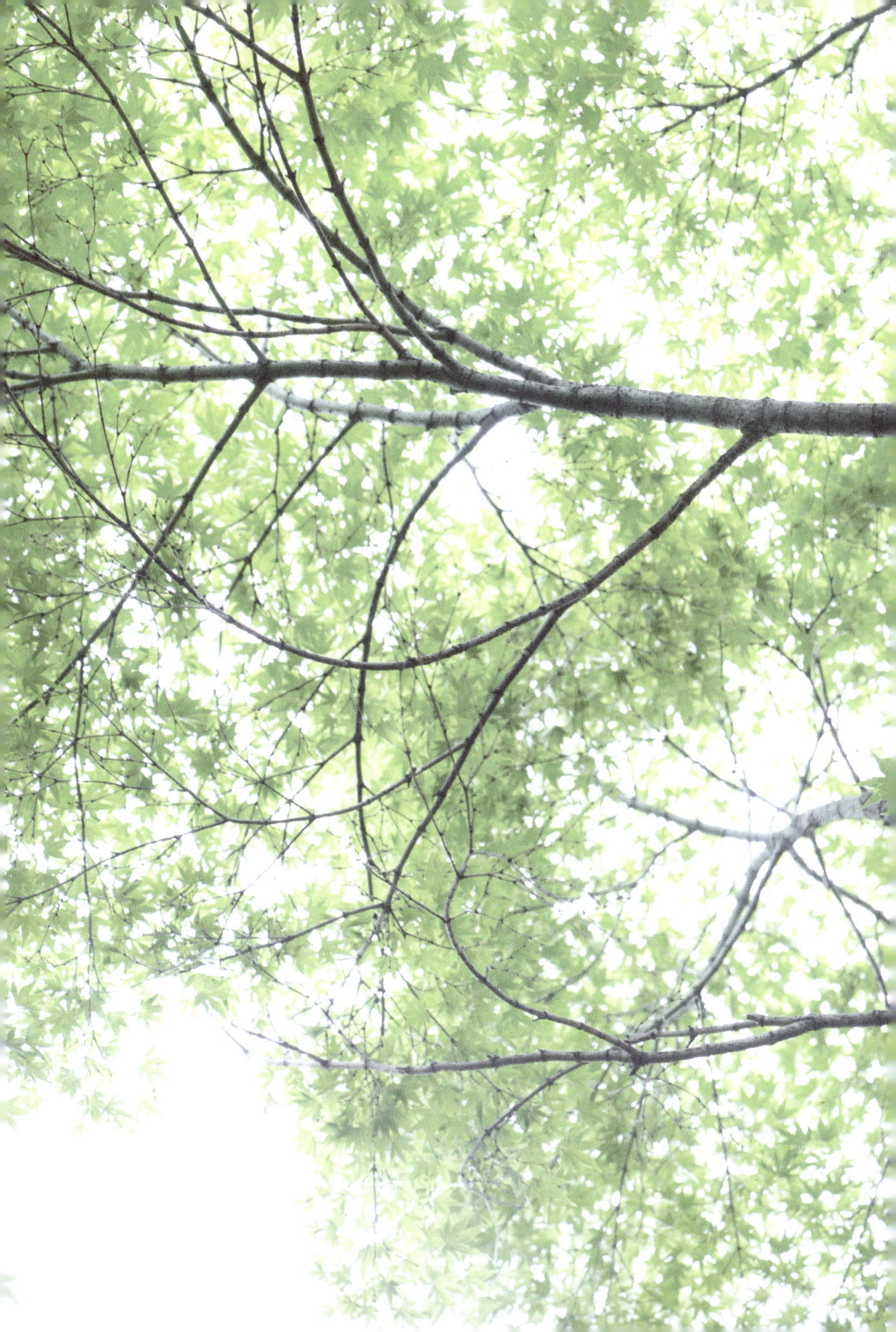

KAPITEL 3

Die Praxis des Waldbadens

森林浴の実践

Was genau geschieht während einer Waldtherapiesitzung? Im Folgenden finden Sie einige der Aktivitäten, die in Japan während einer Waldtherapiesitzung praktiziert werden. Vielleicht spricht eine davon Sie an. Vielleicht kennen Sie einen Ort in einem nahe gelegenen Wald, an dem Sie meditieren oder Yoga machen können. Kennen Sie einen Bach oder See in einem Wald, an dem Sie sich wohlfühlen? Oder möchten Sie während eines Waldspaziergangs ein Picknick machen? In der Natur nehmen Sie den Wechsel der Jahreszeiten viel intensiver wahr. Vielleicht genießen Sie aber auch einfach den Anblick und die Geräusche der Bäume um Sie herum.

Waldtherapieaktivitäten

Viele Waldtherapieprogramme konzentrieren sich einzig auf das Spaziergehen im Wald oder darauf, sich zu setzen und die Aussicht zu genießen. Einige fortschrittlichere aber (siehe S. 74–77) bieten eine einzigartige Vielfalt an Aktivitäten, fantasievolle Variationen der traditionellen Waldtherapie.

Mit der Waldtherapie soll die Überreizung durch künstliche oder städtische Umgebungen gelindert und Entspannung gefördert werden. Dabei helfen beispielsweise Meditation, Yoga, Dehnübungen oder das Liegen in einer Hängematte. Einige der Therapiestützpunkte machen sich ihre Umgebung auf das Beste zunutze und bieten direkten Kontakt mit Bäumen, Wasserfällen,

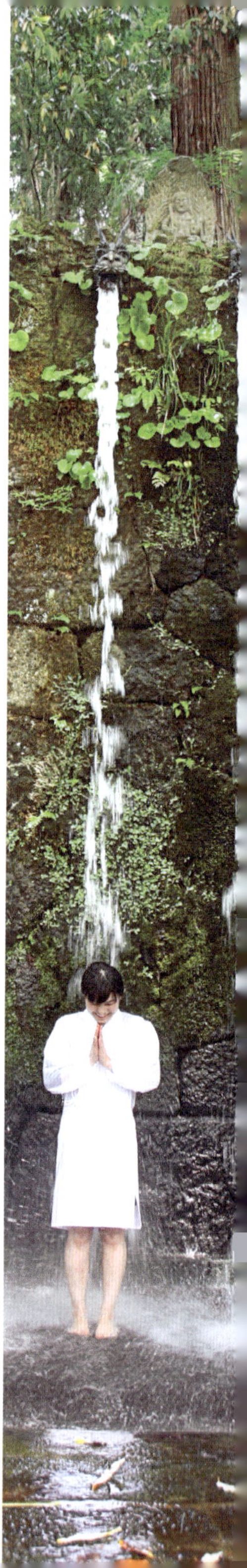

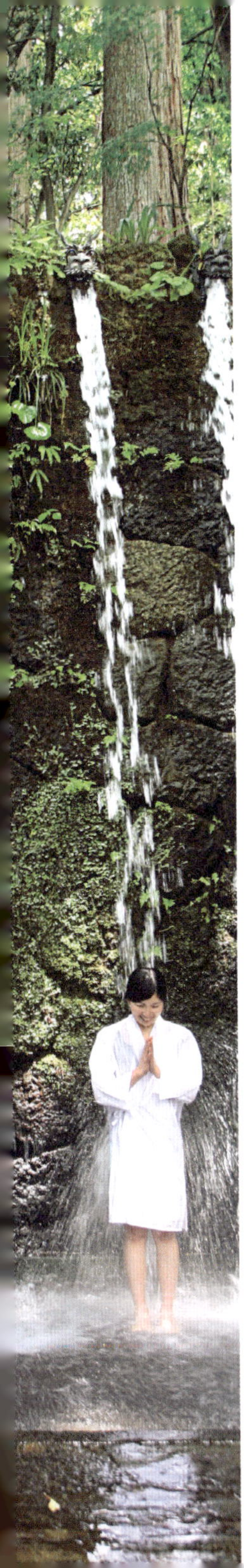

dem nächtlichen Himmel oder schneebedeckten Bergen. Andere konzentrieren sich auf den Wechsel der Jahreszeiten und führen die Teilnehmer zur Kirschblüte, zur Blüte von Frühlingsblumen, zur herbstlichen Laubfärbung oder zu typisch japanischen Landschaften wie Reis- und Teefeldern oder heißen Quellen. Manchmal werden auch Konzerte, Aromaworkshops, Ausritte, Hundetherapien oder spezielle Kurse für Kinder angeboten.

Meditation und Yoga

Zur entspannenden Wirkung von schönen Aussichten im Wald gibt es bereits Forschungsergebnisse, zu der von Meditation oder Yoga im Wald noch nicht. Wir sind dabei, diese Wirkungen zu untersuchen, und hoffen, damit weiter zur Verbesserung der Waldtherapie beitragen zu können. Im Moment sind diese Aktivitäten bei den Teilnehmern einfach nur sehr beliebt.

Zeit für die Hängematte

Auch diese Aktivität findet großen Anklang, hier kann man den Blick in den Wald von einer Hängematte aus genießen. Wir liegen nicht oft zwischen Bäumen, deshalb versprechen wir uns von dieser neuen Aktivität einen relativ großen Entspannungseffekt. Wir arbeiten weiter wissenschaftlich daran.

Wasser

Japan besitzt viele wunderschöne Wasserfälle, was sich einige Waldtherapiestützpunkte zunutze machen. Besonders gern mögen die Japaner Takigyo, eine Meditation im Sitzen unter einem Wasserfall; diese bietet z.B. der Stützpunkt in Kamiichi an. Das Programm im Tokioer Stadtteil Ueno beinhaltet einen tollen Kurs, bei dem man vor einem Wasserfall auf dem Rücken liegt.

In Yamakita und Yoshino kann man auch Dehnübungen an einem Wasserfall machen; die saubere Luft und die Geräusche des fließenden Wassers tragen hervorragend zum Entspannungseffekt bei.

An vielen Waldtherapiestützpunkten finden sich heiße Quellen, an denen die Teilnehmer entweder spazieren gehen oder in denen sie ein Fußbad nehmen. In Tsubetsu gibt es ein Familienbad und ein Außenbad.

Direkter Kontakt mit Bäumen

Beim direkten Kontakt mit Bäumen können die Teilnehmer die Wärme des Stamms spüren und die Strukturen der verschiedenen Rindenarten ertasten. In Laborexperimenten (siehe S. 172f.) hat sich gezeigt, dass sich das Gehirn und der Rest des Körpers bei der Berührung von Holz entspannen. Wir hoffen, diesen Effekt in Zukunft noch genauer erforschen zu können.

In Japan hat die Zeder eine besondere Bedeutung. Sehr große Exemplare wie die beim Waldtherapiestützpunkt in Koya sind über 500 Jahre alt. In Buchenurwäldern, etwa dem bei Iiyama, können die Teilnehmer die mystische Atmosphäre solcher Wälder ganz in sich aufnehmen.

Die Sterne betrachten

Aufgrund der rasch zunehmenden Luftverschmutzung in Japans Städten bietet sich dort heute kaum mehr Gelegenheit, die Sterne zu betrachten. Deshalb werden entsprechende Ausflüge im Rahmen der Waldtherapieprogramme immer beliebter. Den Stützpunkt bei Achi hat das japanische Umweltministerium 2006 zum besten Ort im Land erklärt, an dem man die Sterne beobachten kann. Gute Bedingungen bieten auch Okutama im äußersten Westen Tokios und Tsubetsu im Norden von Hokkaido.

In einem Meer von Wolken

Dieses Erlebnis kann man am Stützpunkt bei Tsubetsu genießen – ein gutes Beispiel für die ideale Nutzung der Umgebung. Die Teilnehmer werden auf den Tsubetsu-Höhenpass gebracht und blicken in das Wolkental darunter hinab, das aus dieser Perspektive wie ein Meer wirkt. Steigern kann man das Erlebnis noch, wenn es bei Sonnenaufgang stattfindet. Den Teilnehmern wird dabei Tee gereicht.

Schneebedeckte Berge

Viele Waldtherapiespaziergänge finden nicht statt, wenn es geschneit hat, weshalb sich manche Anbieter mittlerweile genau darauf spezialisiert haben. Unsere eigenen Parktherapieexperimente haben gezeigt, dass das parasympathische Nervensystem auch bei niedrigen Temperaturen angeregt wird, vorausgesetzt natürlich, die Teilnehmer sind entsprechend warm angezogen.[41] Aus diesem Grund gehen wir davon aus, dass schneebedeckte Berge einen ähnlichen Entspannungseffekt haben.

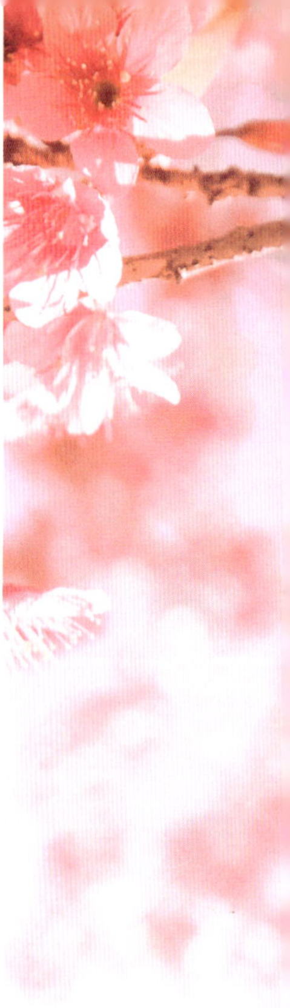

Nordic Walking

Der Stützpunkt bei Tome bietet mittlerweile Nordic-Walking-Kurse für ältere Menschen an. Die Bevölkerung Japans altert weiter, und so ist es sehr wichtig, gerade älteren Menschen eine gute Lebensqualität zu sichern. Aktivitäten wie diese fördern die Entspannung und das allgemeine Wohlbefinden.

Kirschblüte

Die Kirschblüte, die den nahenden Frühling ankündigt, hat in Japan eine außerordentlich große kulturelle Bedeutung. Sie wird im ganzen Land regelrecht zelebriert und taucht auch in vielen berühmten Gedichten sowie in anderen Kunstwerken auf.

Der Kirschbaum bei Motosu trägt den Namen Usuzumi Zakura und soll annähernd 1500 Jahre alt sein. Mit einer Höhe von 16,30 Metern und einem Stammdurchmesser von 9,90 Metern gilt er als einer der drei bedeutendsten Kirschbäume Japans. Viele Menschen kommen hierher, um ihn blühen zu sehen, auch im Rahmen eines Waldtherapieprogramms.

Blumen und Wälder

Die Kombination aus heiter stimmendem Wald und leuchtenden Blütenteppichen – oftmals finden sich Azaleen im Unterholz – ist ebenfalls ein wichtiger Bestandteil vieler Waldtherapieprogramme. Berühmt für ihre prächtige saisonale Blüte sind beispielsweise der Akagi-Naturpark und der Ort Koya. Das macht die Waldtherapie dort für die Teilnehmer zu einem denkwürdigen Erlebnis.

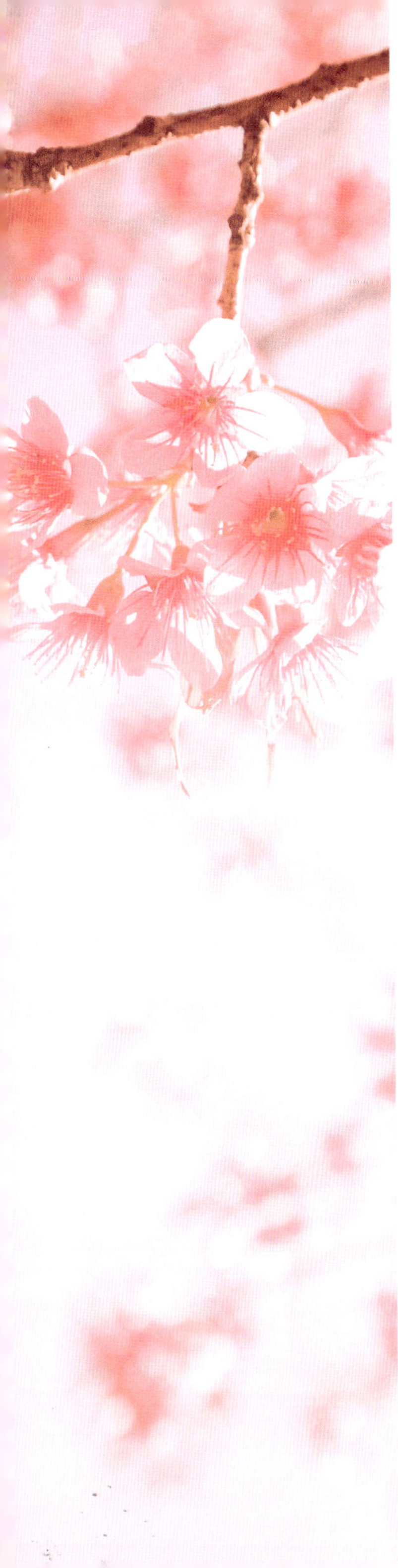

Terrassierte Reisfelder

Die terrassierten Reisfelder sind ein besonders sinnträchtiger Teil der japanischen Landschaft. Sie verstärken die Wirkung der ohnehin schon wunderschönen Berglandschaft noch und ergänzen so zahlreiche Waldtherapieprogramme, beispielsweise am Stützpunkt bei Ukiha.

Teepflücken

Grüner Tee ist integraler Bestandteil des japanischen Alltags und erfüllt in Teezeremonien einen wichtigen kulturellen Zweck. Im Teeanbaugebiet um Yamakita wird im Rahmen der Waldtherapie ein einzigartiger Teepflückkurs angeboten, bei dem die Teilnehmer eine Stimulierung aller fünf Sinne erfahren.

Musikkonzerte

Die auditive und visuelle Stimulierung, die die Sinne bei einem Livekonzert in einer wunderschönen Waldumgebung erfahren, kann die therapeutischen Wirkungen der Waldtherapie noch verstärken. Die Waldtherapiezentren bei Heavens Sonohara, Tsubetsu und Kirishima bieten entsprechende Konzerte an.

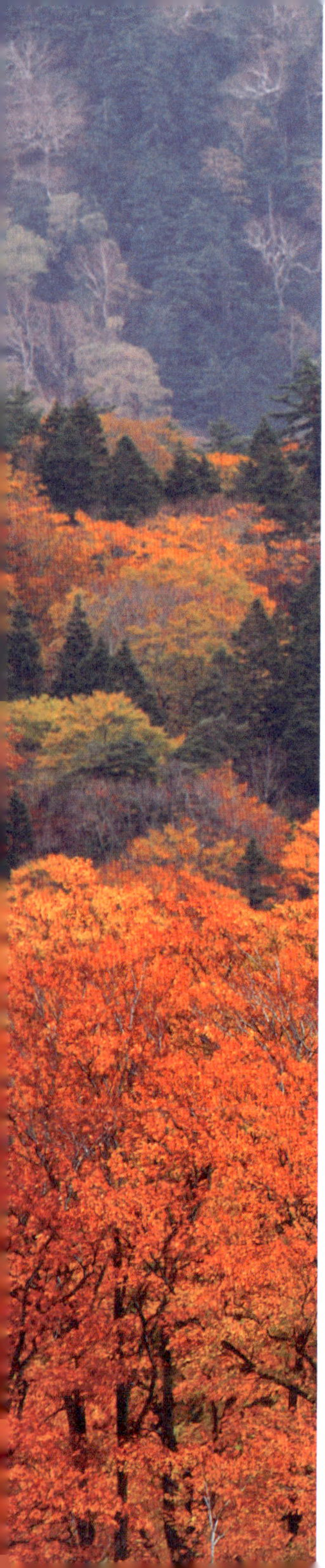

Laubfärbung im Herbst

Die prachtvolle herbstliche Laubfärbung ist neben der Kirschblüte ein weiteres saisonales Ereignis, bei dem die Teilnehmer von Waldtherapieprogrammen den Wechsel der Jahreszeiten durch die und in der Natur intensiv erleben und genießen können. Besonders eindrucksvoll ist die Laubfärbung im Akagi-Naturpark sowie in der Nähe von Jinsekikogen; dort zieht sie Besucher aus nah und fern an.

Aromaworkshops

Olfaktorische Reize stimulieren vor allem das limbische System, das für unsere Emotionen zuständig ist. Aus diesem Grund sind auch Aromaworkshops ein effektiver Teil von Waldtherapieprogrammen. Die Workshops sind insbesondere bei Frauen sehr beliebt; dabei stellt man auch selbst Düfte her und lernt, ätherische Öle zu extrahieren. Entsprechende Kurse bieten die Waldtherapiezentren bei Heavens Sonohara und Tsubetsu an.

Ausritte und Hundetherapie

Die Waldtherapiestützpunkte bei Jinsekikogen und Ueno versuchen, die entspannende Wirkung durch Kontakte mit Tieren wie Pferden und Hunden noch zu erhöhen. Es ist mittlerweile wissenschaftlich bewiesen, dass es bei der Berührung mit Tieren zu solcherlei Effekten kommt.

Kurse für Kinder

Einige Waldtherapiezentren, beispielsweise die in Tsu und Tsubetsu bieten Kurse, die speziell auf die Bedürfnisse von Kindern zugeschnitten sind. Sie umfassen Aktivitäten wie das Anpflanzen von Wasserschösslingen, das Angeln und das Klettern auf Bäume.

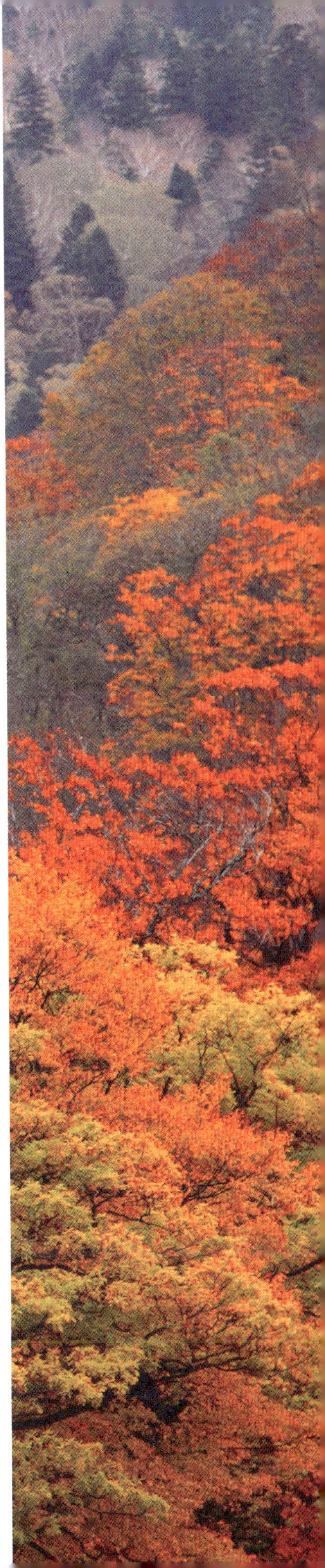

Welche Therapie passt am besten zu Ihnen?

Es gibt mittlerweile eine breit gefächerte Auswahl an Naturtherapien: Einige kann man zu Hause durchführen, andere umfassen halb- oder ganztägige Spaziergänge. Daneben gibt es die Parktherapie, Therapien mit ätherischen Ölen, Ausflüge zu landschaftlich besonders schönen Wäldern, Kurse zur Geräuschwahrnehmung im Wald und vieles mehr. Wählen Sie die Naturtherapie, die Sie am meisten anspricht. Forschungen haben ergeben, dass die Entspannung umso größer ist, je mehr Sie die jeweilige Aktivität genießen.

Bei unseren Experimenten haben wir Probanden das Geräusch eines murmelnden Waldbachs vorgespielt und dabei Gehirnaktivität und Blutdruck gemessen. Gleichzeitig baten wir sie darum, von ihrem Genussempfinden bei dem Geräusch zu berichten. Die Reaktionen fielen unterschiedlich aus, vom Gefühl des Trostes und Wohlbefindens bis zu keiner bestimmten Reaktion. Bei den Probanden, die nichts Besonderes empfanden, während sie dem Bach lauschten, stellten sich auch keine wahrnehmbaren Entspannungseffekte ein. Die Probanden jedoch, die sich bei dem Geräusch sehr wohlfühlten, wiesen eine ruhigere präfrontale Hirnaktivität, einen niedrigeren Blutdruck und eine allgemein entspanntere Haltung auf.

Zu denselben Ergebnissen kamen wir bei visuellen Reizen, bei denen den Probanden etwas Bestimmtes gezeigt wurde. Das Gleiche probierten wir auch mit dem Geruch frisch gemahlener Kaffeebohnen aus. Und wieder: Genossen die Probanden die Erfahrung, hatte sie eine beruhigende Wirkung, empfanden sie nichts Besonderes, blieb auch die entspannende Wirkung aus. Auch mit anderen Experimenten zu natürlichen Reizen kamen

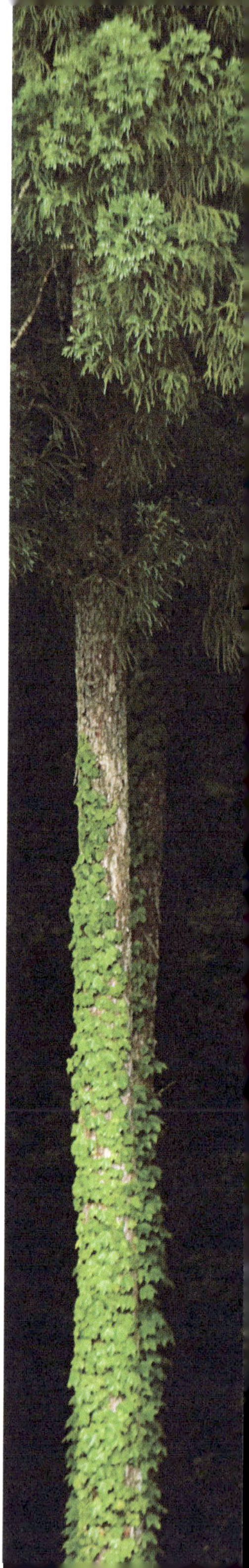

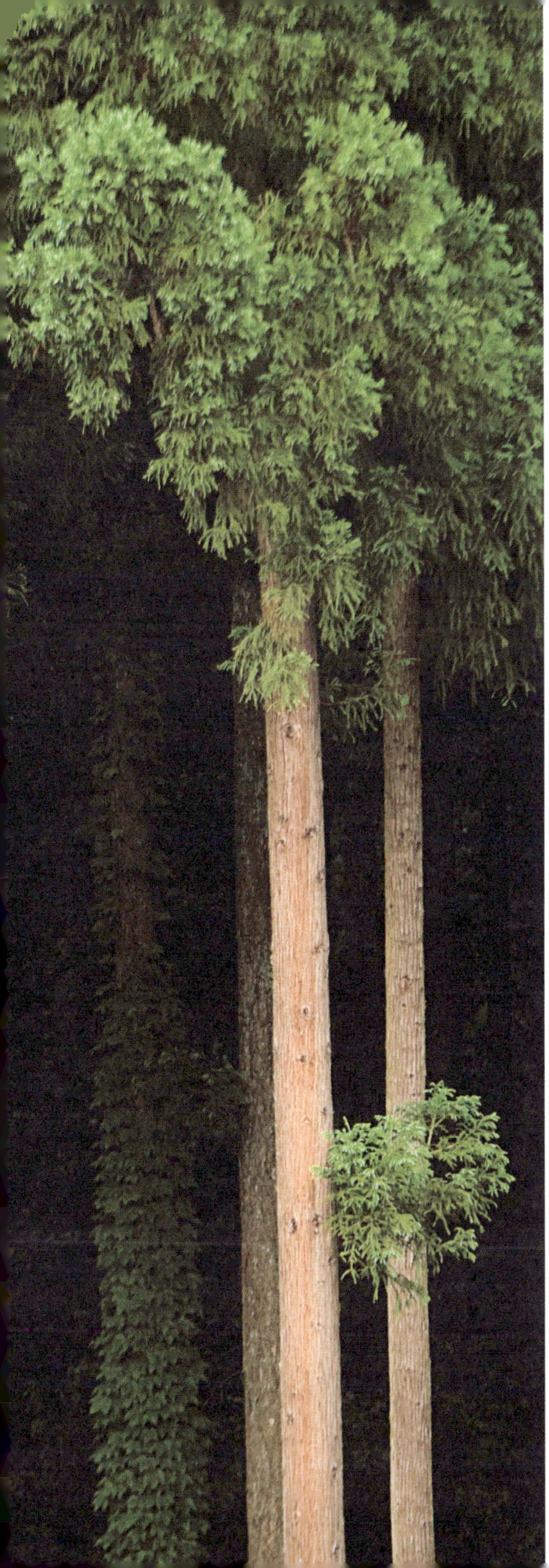

wir zu dem Ergebnis, dass zwischen Genuss/Freude und Entspannung eine Korrelation besteht. Das Gleiche gilt selbstverständlich auch für Naturtherapien.

Für die Suche nach einer geeigneten Naturtherapie empfehle ich Ihnen, sich im Internet zu informieren und dann auf Ihre Intuition zu hören. Sie interessieren sich für Düfte und Aromen? Dann wird Ihnen wahrscheinlich auch der Umgang mit ätherischen Ölen guttun. Unseren Experimenten zufolge kann der Duft des Holzes und der Blätter von Kiefern und japanischen Zypressen die Gehirnaktivität beruhigen und das parasympathische Nervensystem anregen.

Bereitet Ihnen das Gärtnern oder die Kunst des Bonsai Freude, haben Sie ebenfalls reichlich Auswahl an entsprechenden Therapien. Vielleicht wollen Sie aber auch ganz in den Wald eintauchen. Mein Rat: Fühlen Sie sich von einer bestimmten Aktivität angezogen, wird sie Ihnen wahrscheinlich auch guttun.

Lassen Sie die Natur Ihnen dabei helfen, ein erfülltes und glückliches Leben zu führen.

Waldtherapiezentren in Japan

Wie bereits erwähnt, ist Japan ein dicht bewaldetes Land voller Berge, mit vielen verschiedenen Klimazonen und zahlreichen unterschiedlichen Waldarten. Zurzeit gibt es 63 Waldtherapiezentren in Japan, von Hokkaido bis Okinawa. Die vier Waldtherapiestützpunkte, die im Folgenden vorgestellt werden, waren alle Gegenstand von Forschungen – die wohltuenden Entspannungseffekte der von ihnen angebotenen Programme sind wissenschaftlich erwiesen.

AKASAWA NATURAL RECREATIONAL FOREST

Dieses Waldtherapiezentrum liegt in Agematsu in der Präfektur Nagano und ist die Wiege des Shinrin Yoku. Es ist von einem natürlichen Wald japanischer Zypressen umgeben, die teilweise mehr als 300 Jahre alt sind. Seit 2005 finden hier zertifizierte Waldtherapiesitzungen statt, die Einrichtung ist eine der führenden des Landes.

Vor den eigentlichen Sitzungen wird ein zweitägiger Gesundheitscheck durchgeführt, der aus einer ärztlichen Untersuchung, einem geführten Spaziergang im Wald und verschiedenen medizinischen Tests besteht. Sehr beliebt ist die Eisenbahn, die neben dem Wanderweg durch den Wald führt. Im Sommer finden auch Veranstaltungen in einem Fluss statt.

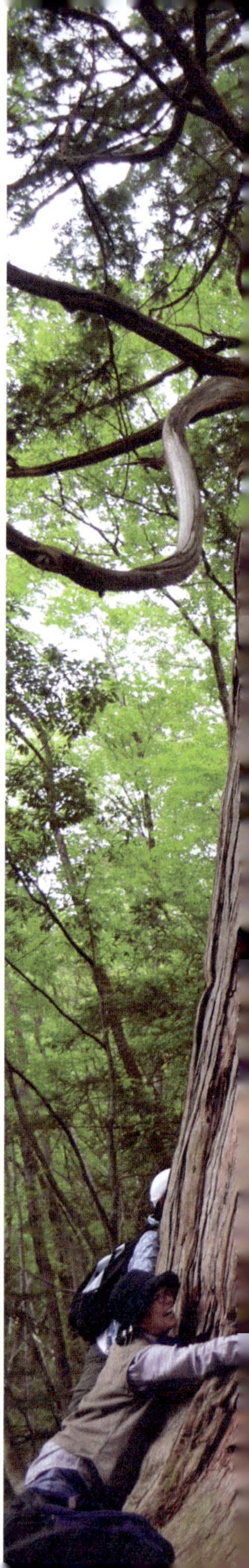

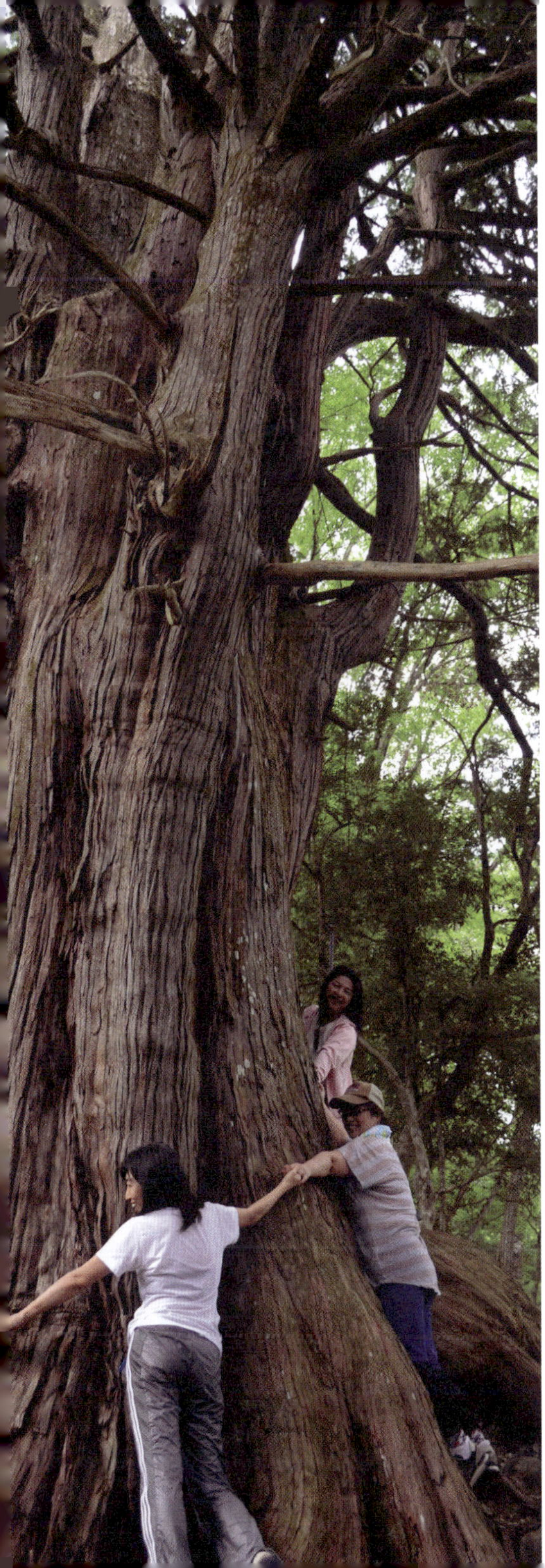

OKUTAMA, PRÄFEKTUR TOKIO

Okutama liegt am westlichen Rand der Präfektur Tokio und ist von Natur umgeben. Der Ort ist für die meisten Riesenbäume Japans berühmt und seit 2008 als Waldtherapiezentrum anerkannt. An ihm orientieren sich ähnliche Einrichtungen weltweit.

Zusätzlich zu den gängigen Waldtherapiesitzungen wird eine Vielzahl weiterer Aktivitäten angeboten, etwa Sternbeobachtung, Meditation, Yoga, die Herstellung von Sobanudeln und Töpferkurse. Hier ein Beispiel:

TAG 1
10:30 Waldtherapie (Spaziergang und Kontakt mit Riesenbäumen) inkl. Mittagessen
12:30 Sobanudelherstellung
13:45 Töpferkurs
19:30 Sternbeobachtung

TAG 2
09:50 Waldtherapie (Meditation)
10:50 Waldtherapie (Yoga)
12:30 Waldtherapie inkl. Mittagessen

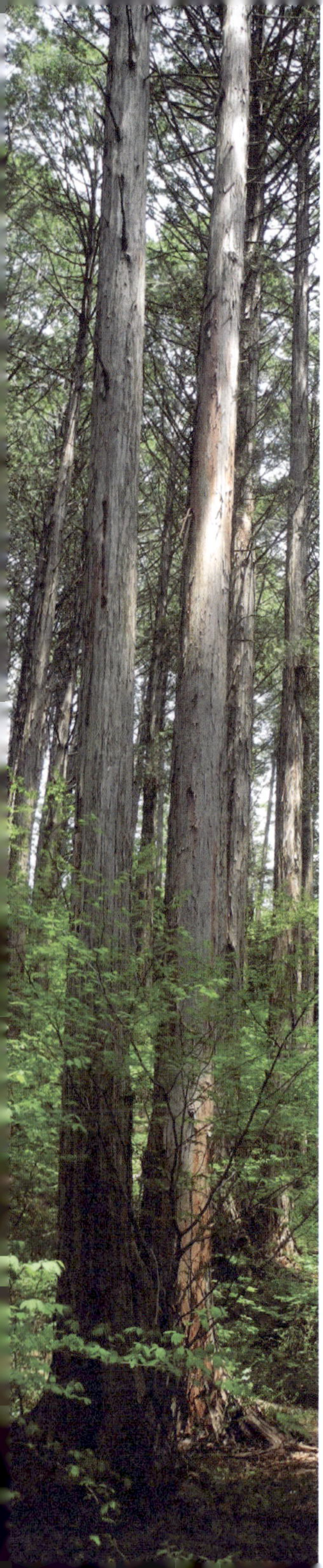

CHIZU

Chizu in der Präfektur Tottori eignet sich ideal als Waldtherapiestätte, da 90 Prozent seiner Gesamtfläche bewaldet sind. Die Stadt wurde 2010 als Waldtherapiezentrum anerkannt; damit wollte man nicht nur die Waldtherapieforschung fördern, sondern auch der gesamten Region neues Leben einhauchen. Ich selbst habe ebenfalls schon dort geforscht.

Das Zentrum bietet ausgezeichnete Tageskurse, hat sich aber auf zwei- bis dreitägige Workshops für Unternehmen spezialisiert, mit denen die Firmen Entspannung und Wohlbefinden der Mitarbeiter steigern wollen.

NATURZENTRUM NONNO NO MORI

Dieses Therapiezentrum liegt in Tsubetsu auf der Insel Hokkaido und bietet vielfältige Programme, die sich in erster Linie auf den Wechsel der Jahreszeiten konzentrieren. Damit schöpfen sie das natürliche Potenzial Hokkaidos voll aus. Hauptziel ist die Stimulierung unserer fünf Sinne, angeboten werden Schneeschuhwanderungen im Winter sowie das Liegen in einer Hängematte im Schnee, Stern- und Glühwürmchenbeobachtung, Baumklettertouren für Kinder und eine Wolkenmeertour auf den Tsubetsu-Pass. Geplant sind des Weiteren das Destillieren von Walddüften sowie klassische Waldkonzerte. Das folgende Programm wird in Nonno No Mori in den Sommermonaten angeboten:

TAG 1
16:00 Waldtherapie
20:30 Glühwürmchenbeobachtung im Wald oder geführte Tour zur Sternbeobachtung

TAG 2
06:00 Wolkenmeertour auf den Tsubetsu-Pass
10:30 Waldaromatherapie
13:30 Waldkonzert

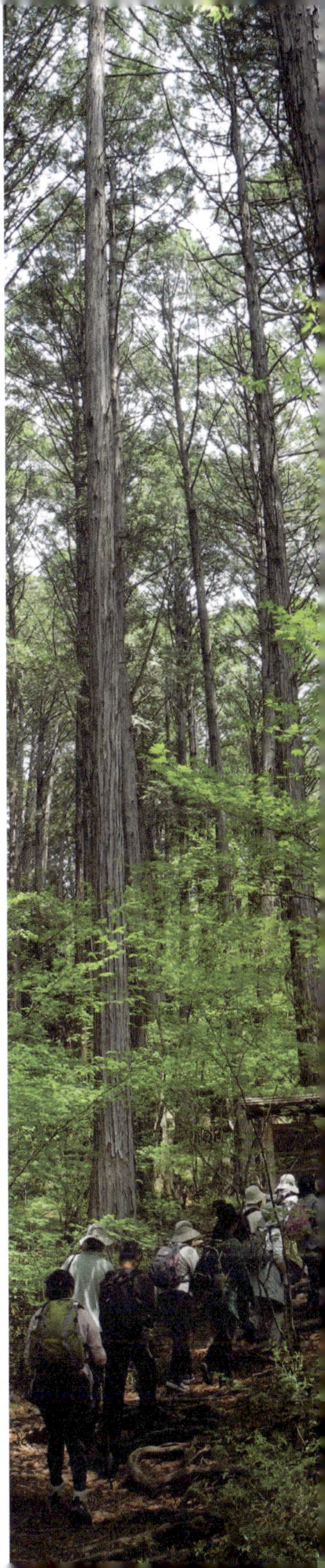

Ein achtsamer Spaziergang

Das Waldbaden besteht in der Regel aus einem langsamen Spaziergang durch den Wald, der mindestens zwei Stunden dauert. Lassen Sie Ihr Telefon ausgeschaltet, damit Sie die Umgebung ganz in sich aufnehmen und im Hier und Jetzt ankommen können. Der japanische Ausdruck *shikan shouyou* bedeutet übersetzt etwa »nichts als schlendern« – etwas, das wir selten tun, das aber sehr wohltuend sein kann.

Spüren Sie, wie Ihre Füße den Boden berühren. Die Bewegung der Muskeln. Das konstante Balancieren und Neubalancieren des Körpers. Spüren Sie nach, ob sich irgendetwas im Körper steif oder schmerzhaft anfühlt, und versuchen Sie, diese Bereiche bewusst zu entspannen.

Machen Sie sich Ihren momentanen Gemüts- und Gefühlszustand bewusst. Wie ist Ihr Geist? Ruhig oder beschäftigt, wirr oder konzentriert? Wo sind Sie mit Ihren Gedanken?

Machen Sie sich Ihre Lage im Raum bewusst, die Geräusche um sich herum, die Temperatur der Luft.

Seien Sie ganz beim Gehen und bleiben Sie mit Ihrer Aufmerksamkeit bei dieser Erfahrung.

Machen Sie sich Anfang, Mitte und Ende Ihrer Schritte bewusst. Gehen Sie so leise wie möglich.

Wandern Sie mit Ihrer Aufmerksamkeit durch Ihren ganzen Körper, spüren Sie Ihren Sinneswahrnehmungen nach. Richten Sie Ihre Aufmerksamkeit zunächst auf die Knöchel, dann auf die Haut, die Waden, die Knie, die Oberschenkel, die Hüften, das Becken, den Rücken, die Brust, die Schultern, die Arme, den Nacken und den Kopf.

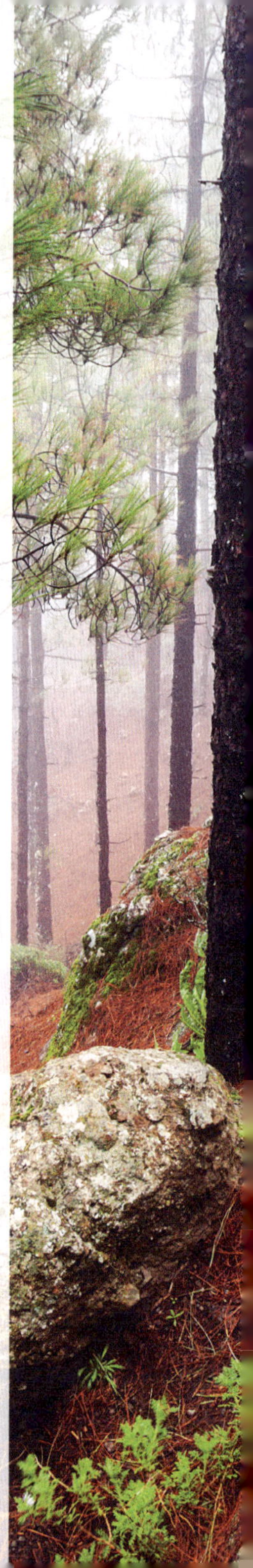

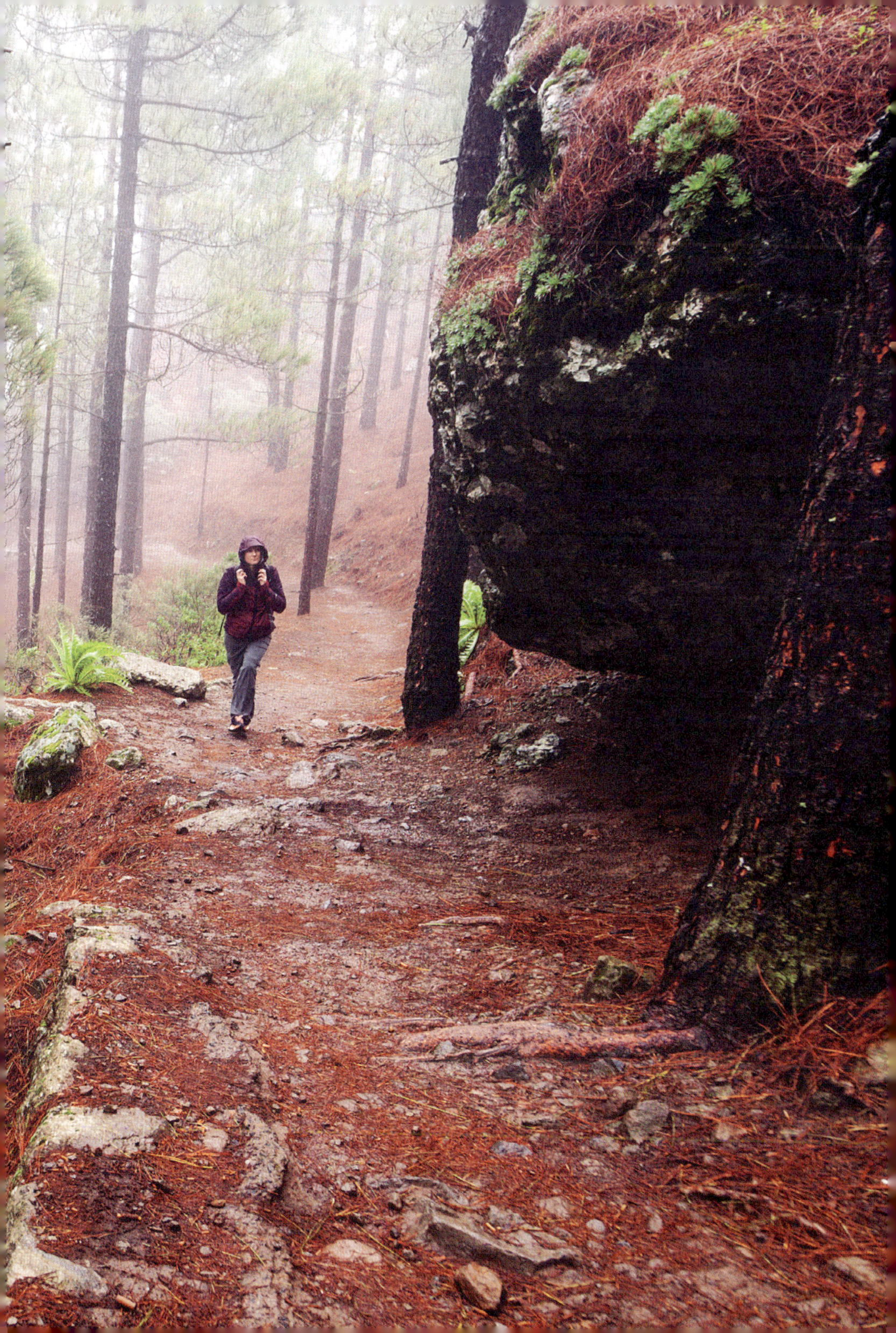

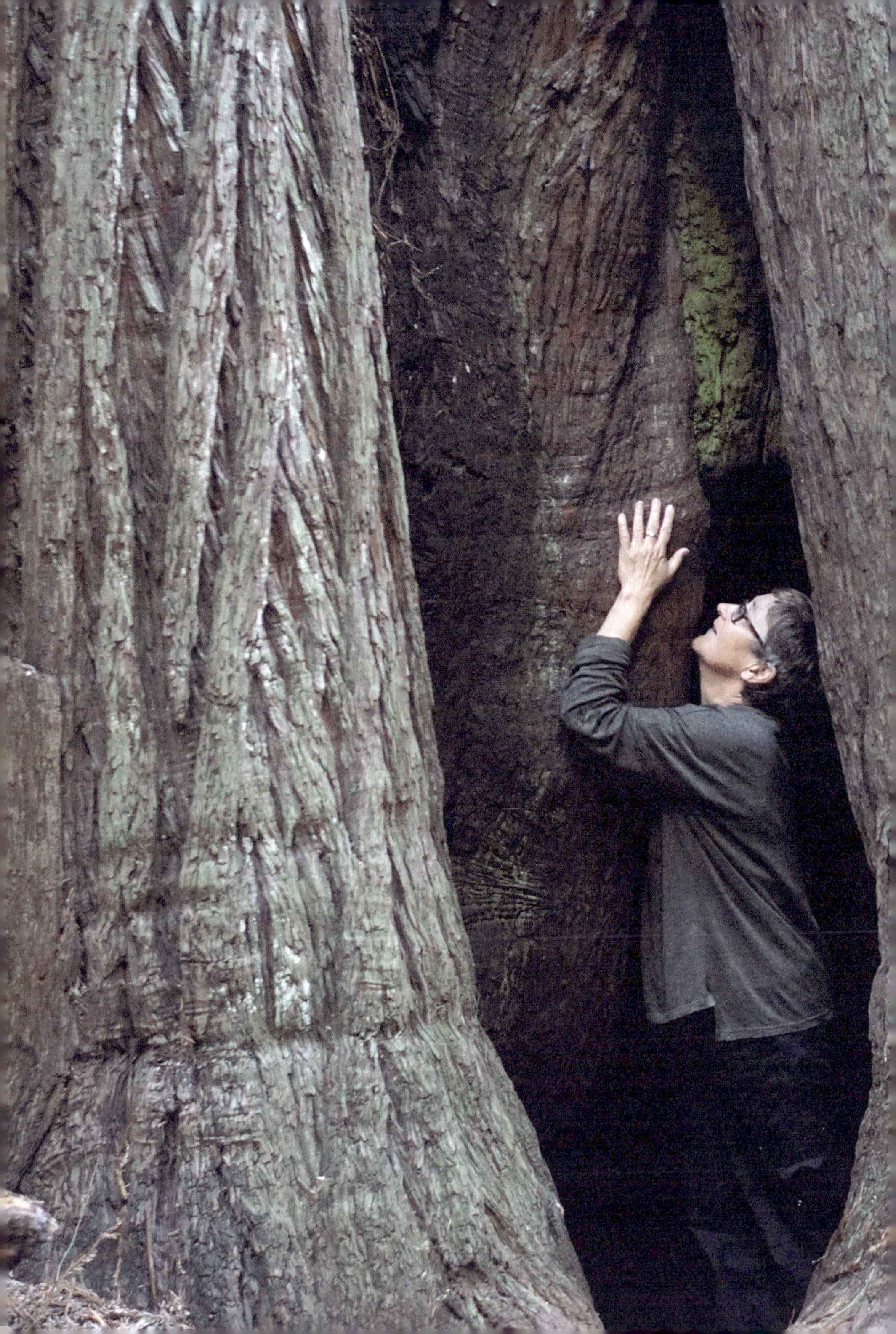

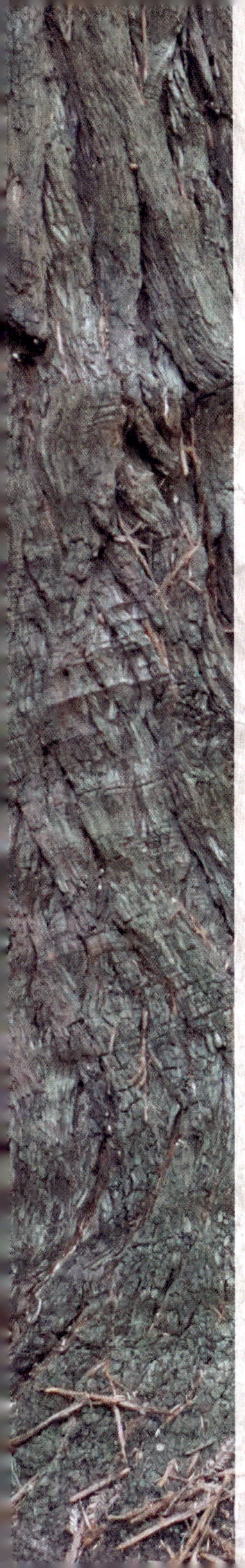

Mit allen fünf Sinnen

Schalten Sie Ihr Telefon aus und lassen Sie Körper und Geist mithilfe der Natur und Ihrer fünf Sinne zur Ruhe kommen.

Sehen Sie sich die Farben, die Formen und die Bewegung in den Bäumen an. Sehen Sie sich auch die Details von Blättern und Rinde ganz genau an. Sehen Sie durch das Blätterdach der Bäume in den Himmel.

Nehmen Sie den Duft der Natur um sich herum wahr. Wie die Erde im Frühjahr erwacht oder die Blätter im Herbst wieder zu Erde werden. Den Geruch eines knackig kalten Wintertags oder eines warmen Nachmittags im Spätsommer, der nach reifen Beeren und Früchten duftet.

Lauschen Sie den Geräuschen der Natur, den Vögeln, der sanften Brise in den Bäumen, dem Rascheln des Laubs unter Ihren Füßen.

Berühren Sie die Bäume und ertasten Sie ihre Struktur. Spüren Sie das kühle Wasser eines Bachs. Umarmen Sie einen Baum – damit spüren Sie sofort Ihre Verbindung zur Natur.

Essen, das im Freien verzehrt wird, schmeckt tatsächlich besser; nehmen Sie also ein kleines Picknick und eine Thermoskanne mit Tee mit auf Ihren Spaziergang. Genießen Sie es, sich einfach hinzusetzen und eine Weile nur in der Natur zu sein.

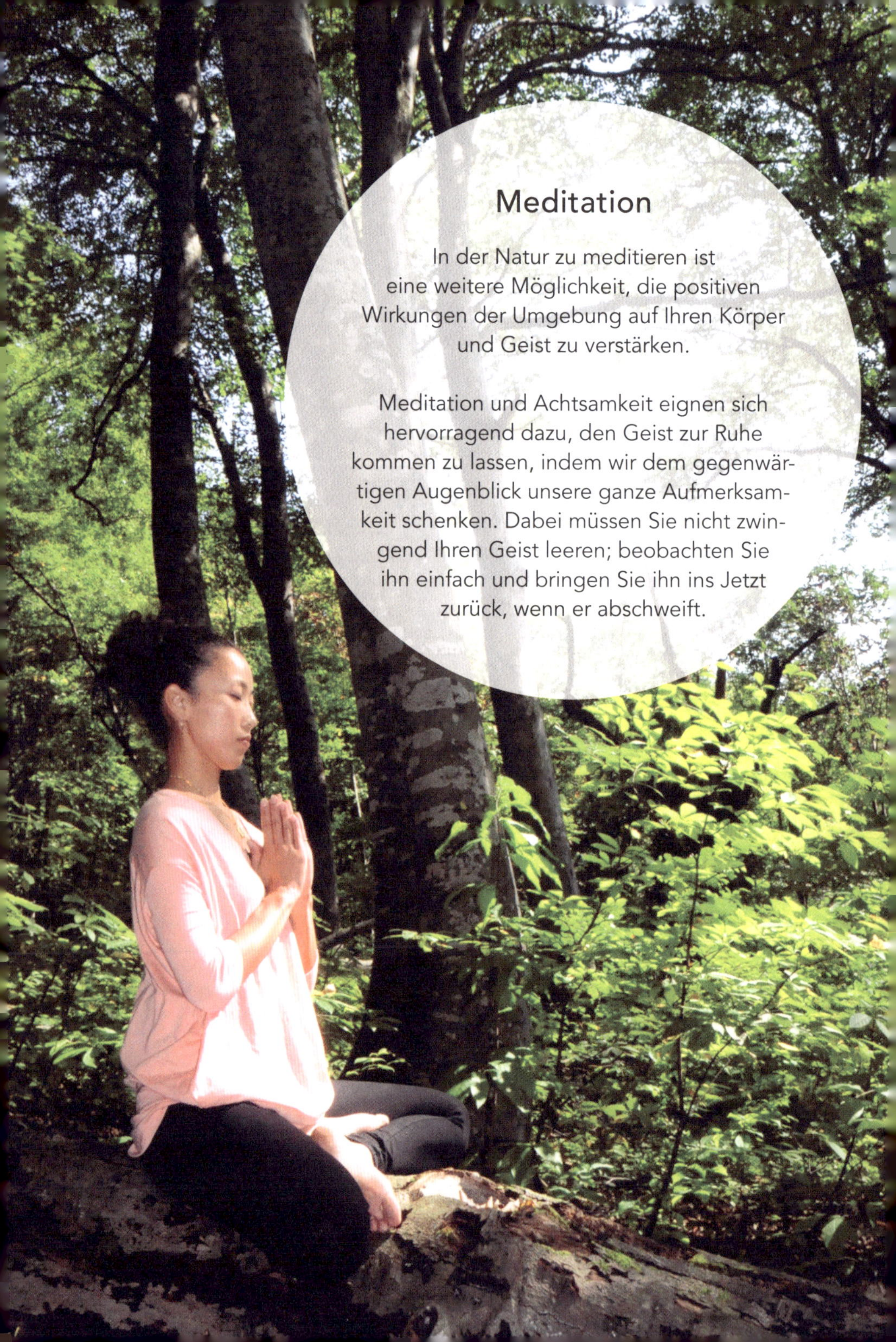

Meditation

In der Natur zu meditieren ist eine weitere Möglichkeit, die positiven Wirkungen der Umgebung auf Ihren Körper und Geist zu verstärken.

Meditation und Achtsamkeit eignen sich hervorragend dazu, den Geist zur Ruhe kommen zu lassen, indem wir dem gegenwärtigen Augenblick unsere ganze Aufmerksamkeit schenken. Dabei müssen Sie nicht zwingend Ihren Geist leeren; beobachten Sie ihn einfach und bringen Sie ihn ins Jetzt zurück, wenn er abschweift.

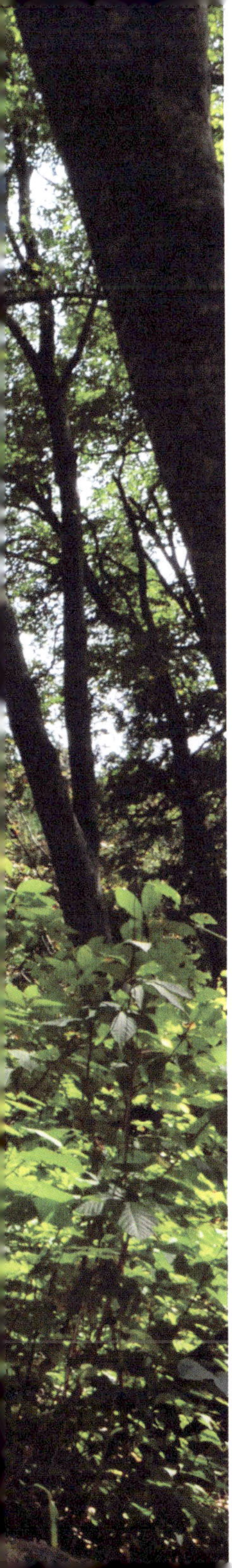

Eine einfache Meditation

1 Suchen Sie sich einen bequemen Platz zum Sitzen.

2 Schließen Sie entweder die Augen oder richten Sie den Blick sanft auf einen Punkt etwa einen Meter vor sich auf dem Boden.

3 Richten Sie nun Ihre ganze Aufmerksamkeit auf den Atem. Atmen Sie ganz natürlich durch die Nase ein und aus. Erzwingen Sie nichts, beobachten Sie nur – ein und aus.

4 Gehen Sie nun mit Ihrer Aufmerksamkeit zu Ihren Fußsohlen. Stellen Sie sich vor, dass sie ganz entspannt sind. Wandern Sie nun ganz entspannt weiter durch die Füße nach oben zu den Knöcheln und den Waden. Nehmen Sie sich Zeit, jeden einzelnen Teil Ihres Körpers zu besuchen; atmen Sie Entspannung in jeden einzelnen Muskel und dorthin, wo Sie Anspannungen verspüren.

5 Wenn Sie ganz oben am Scheitel angekommen sind, richten Sie Ihre Aufmerksamkeit wieder voll und ganz auf den Atem. Ein und aus, ganz sanft. Stellen Sie sich vor, wie Sie beim Einatmen die Natur in sich aufnehmen und beim Ausatmen alle Anspannung, die möglicherweise noch vorhanden ist, loslassen.

6 Meditieren Sie über den Atem, solange Sie das möchten. Wenn Sie so weit sind, zählen Sie bis fünf, um wieder in Ihrer Umgebung anzukommen. Hatten Sie die Augen geschlossen, so ist es nun Zeit, sie sanft wieder zu öffnen.

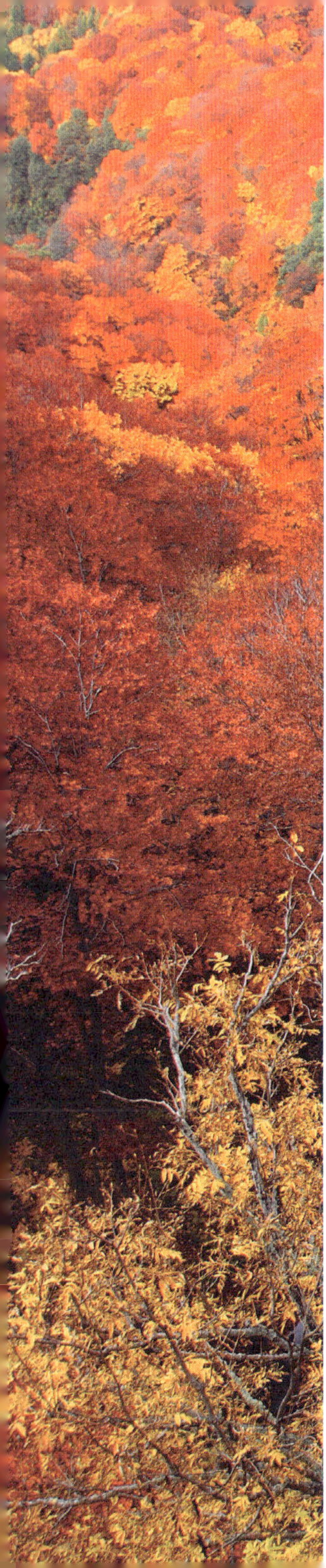

Dehnübungen

Viele Menschen sitzen im täglichen Leben mehr, als ihr Körper verkraften kann. Dehnübungen sind eine ausgezeichnete, sanfte Möglichkeit, den Körper wieder in Bewegung zu bringen. In der Natur zu sein, ist eine Wohltat für Körper und Geist; durch das achtsame Dehnen wird die Aufmerksamkeit auf den Körper statt auf die Gedanken gerichtet und der Körper so in seinen natürlichen Zustand zurückversetzt.

Brustöffner

Verschränken Sie die Hände hinter dem Kopf. Atmen Sie ein und spüren Sie, wie Ihre Brust sich hebt. Ziehen Sie die Ellbogen nach hinten und drücken Sie den Kopf in die Hände. Ausatmen, loslassen und beliebig oft wiederholen. Achten Sie auf flüssige, kontrollierte Bewegungen und atmen Sie tief und langsam.

Hüftdehnung im Stehen

Legen Sie den linken Knöchel auf den rechten Oberschenkel und beugen Sie wenn möglich das rechte Bein, um die Dehnung in Hüfte und Po noch zu verstärken. Strecken Sie die Arme vor sich aus oder halten Sie sich an einem Baum fest. Atmen Sie tief und flüssig. Die Position 30 bis 60 Sekunden halten, dann die Übung auf der anderen Seite wiederholen.

Oberschenkeldehnung

Greifen Sie mit der rechten Hand Ihren rechten Fuß oder Knöchel und ziehen Sie die Ferse sanft zum Po. Üben Sie etwas Druck aus, um die Dehnung in der rechten Hüfte zu verstärken, und halten Sie die Knie geschlossen. Die Position 30 bis 60 Sekunden halten, dann die Übung auf der anderen Seite wiederholen.

Dehnung des hinteren Oberschenkels

Strecken Sie das rechte Bein vor sich aus, der Fuß ist angezogen. Halten Sie den Rücken gerade und lehnen Sie sich langsam nach vorn, um die Dehnung im hinteren Oberschenkel noch zu verstärken. Atmen Sie 30 bis 60 Sekunden lang tief und ruhig, lassen Sie dann los und wiederholen Sie die Übung auf der anderen Seite.

Seitbeuge

Sie stehen aufrecht, die Füße sind hüftbreit auseinander. Legen Sie die Handflächen über dem Kopf aneinander. Führen Sie die Arme beim Einatmen nach oben, dabei wird der Rücken lang. Beugen Sie sich beim Ausatmen nach rechts, die Hüften gehen etwas nach links. Lassen Sie die Dehnung beim Einatmen los und verstärken Sie sie beim Ausatmen. 4 bis 5 Wiederholungen, Seitenwechsel.

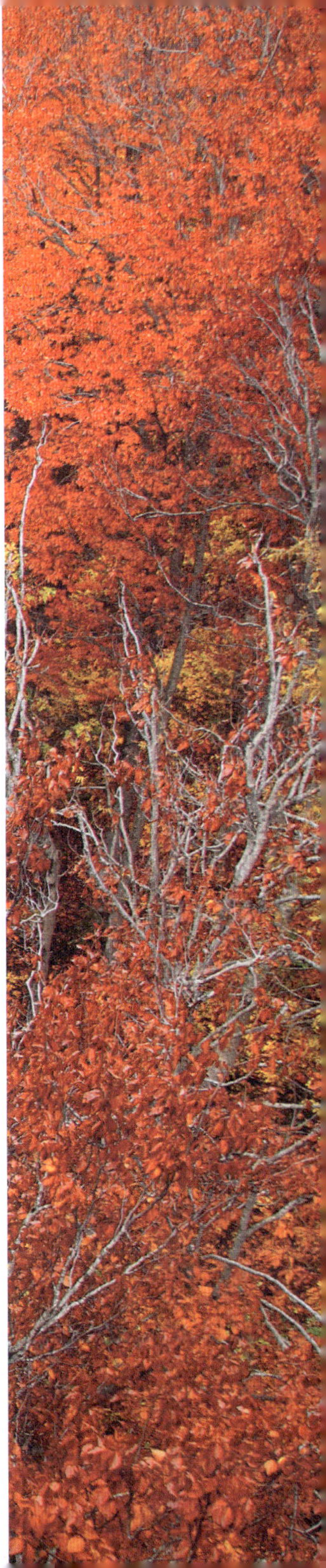

Die Sterne betrachten

Sollten Sie die Möglichkeit haben, nachts sicher in einem Wald spazieren gehen zu können, erwartet Sie und Ihre Sinne eine Vielzahl neuer Erfahrungen, und das Betrachten der Sterne ist sicherlich eine der eindringlichsten.

Mit seinem Zu- und Abnehmen im Laufe des Monats erinnert uns der Mond an die Rhythmen der Natur, und die Sterne eröffnen uns eine ganz neue Perspektive, ein neues Gefühl für Relationen.

Forschern der University of California, Irvine, zufolge lenkt uns die Ehrfurcht vor der Natur von unseren eigenen Problemen ab und fördert Kooperation und Verbindlichkeit.

Legen Sie sich auf eine Matte oder in eine Hängematte und halten Sie nach Sternschnuppen Ausschau. Vergessen Sie in kühleren Nächten eine warme und kuschelige Decke nicht.

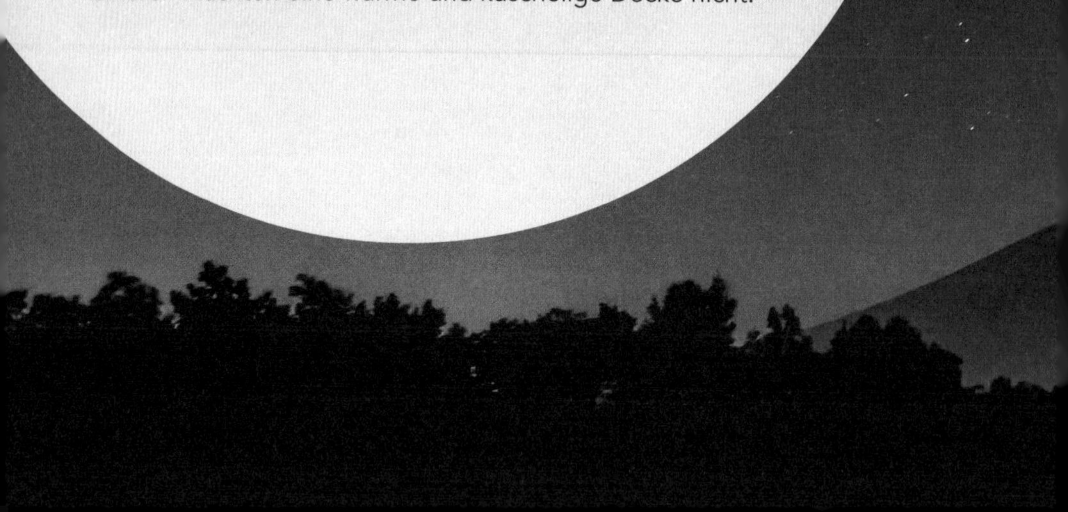

Atemübungen

Nehmen Sie die Atmosphäre des Waldes beim Betrachten der Sterne mithilfe dieser einfachen Atemübungen ganz in sich auf.

GLEICHMÄSSIGES ATMEN Atmen Sie auf 4 durch die Nase ein und anschließend auf 4 durch die Nase wieder aus. Fahren Sie so 5 Minuten fort. Können Sie länger zählen, tun Sie dies.

BAUCHATMUNG Legen Sie eine Hand auf den Bauch und die andere auf die Brust. Atmen Sie durch die Nase in den Bauch ein, bis Sie spüren, wie sich Ihre Lunge weitet, und atmen Sie dann sanft durch die Nase wieder aus. Fahren Sie so bis zu 10 Minuten lang fort.

»Lassen Sie den Frieden der Natur
in sich hineinströmen, wie Sonnenlicht,
das durch Bäume fällt.«

JOHN MUIR

Zeit in der Hängematte

Zu ruhen, während man in die Natur eintaucht, ist enorm entspannend und erholsam.

Die Macht der erholsamen Ruhe wird oft unterschätzt, wenngleich Wissenschaftler mittlerweile herausgefunden haben, dass Ruhe und Schlaf ungeheuer wichtig für unsere Gesundheit und unser Wohlbefinden sind.

Wenn Sie keine Hängematte haben, können Sie auch eine Gymnastikmatte oder eine dicke Decke auf den Boden legen. Oder Sie benutzen eine Gartenliege, wenn Sie sie leicht transportieren können. Ziehen Sie sich warm an, wenn es kühl ist, und kuscheln Sie sich in eine Decke ein.

Zeit in der Natur zu verbringen erhöht die Aktivität des Parasympathikus und hilft dem Körper beim »Ruhen und Verdauen«. Kann der Körper sich selbst auf diese natürliche Weise regulieren, bleibt er leichter gesund.

Schlafstörungen gehen mit körperlichen Beschwerden wie einem geschwächten Immunsystem und psychischen Problemen wie Angst und Depressionen einher. Fühlen wir uns ausgeruht, fühlen wir uns meist auch wohl und können den Anforderungen des Lebens leichter begegnen.

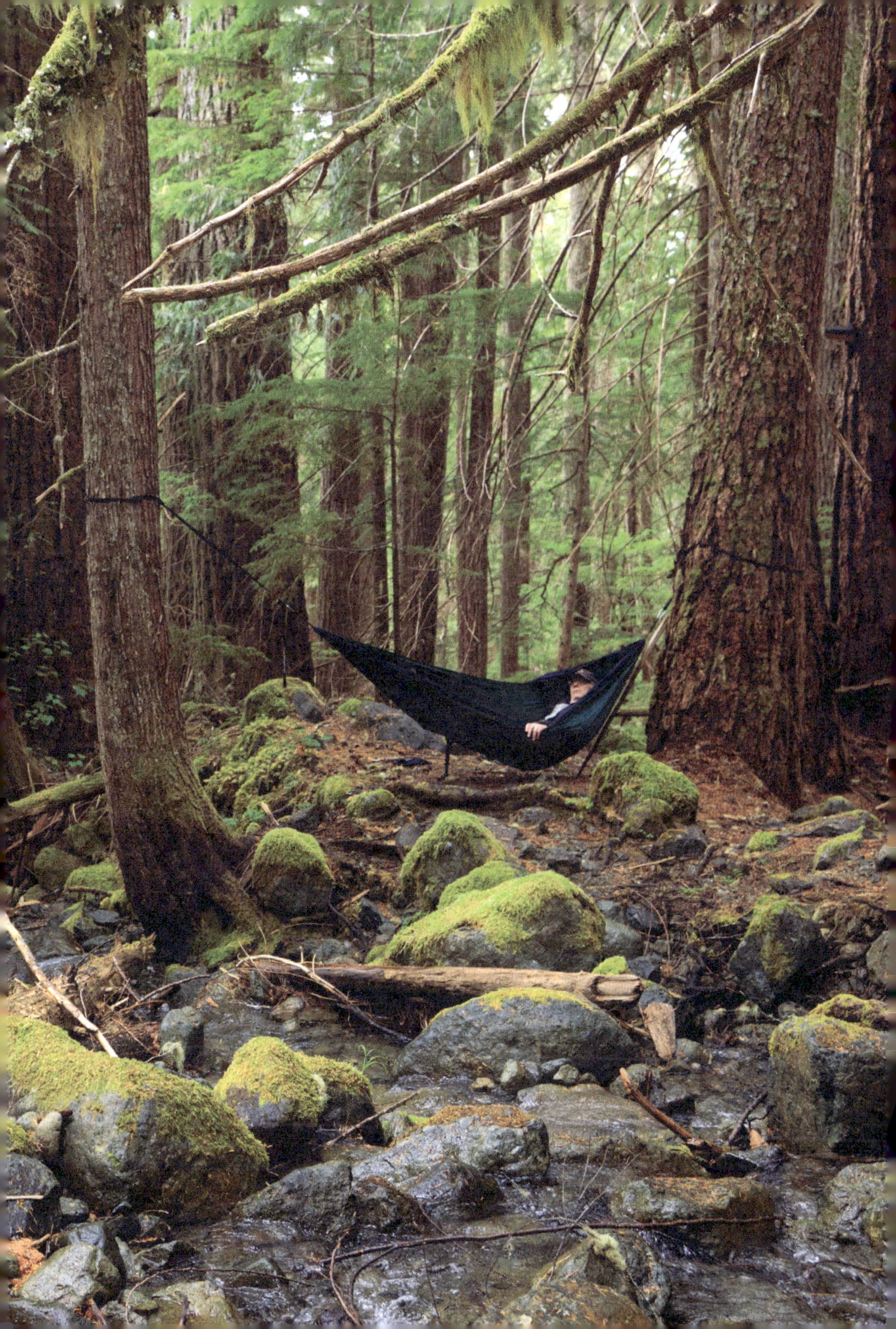

Lernen

In der Natur lässt es sich ausgezeichnet spielen und lernen. Der Wald bietet Kindern ungeheuer viele Möglichkeiten, sich zu entwickeln und zu wachsen, von rein körperlichen Fähigkeiten und der Widerstandskraft, die beim Klettern auf Bäume entsteht, bis zu innovativeren Dingen, etwa dem Gründen von Zeltlagern, um im Wald die Namen von Bäumen, Vögeln und Schmetterlingen zu lernen.

> »Wer sich mit der Natur beschäftigt,
> versteht auch alles andere besser.«
>
> ALBERT EINSTEIN

Kinder, die sich regelmäßig in der Natur aufhalten, haben durchschnittlich mehr Selbstvertrauen; sie können Probleme besser lösen, verfügen über bessere motorische Fähigkeiten und lernen schneller.

Eine früh erlernte Wertschätzung der Natur hilft bei einer späteren positiven Lebenseinstellung. So ist die Natur auch im Erwachsenenalter eine ständige Quelle der Entspannung und vermittelt das Gefühl des Einklangs.

Auch auf unsere Kinder wirkt sich die moderne Welt belastend aus, stressbedingte Erkrankungen und Depressionen im Kindesalter nehmen erschreckend rasant zu. Erschöpfend wirken sich weiterhin der Druck in Schule und Studium sowie die ständige Gegenwart z. B. von Smartphones aus. Deshalb ist es auch für Kinder sehr wichtig, möglichst viel Zeit in der Natur zu verbringen.

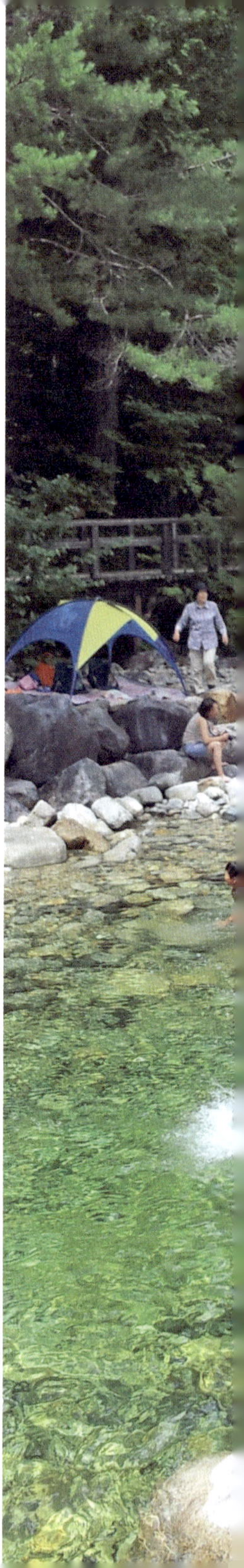

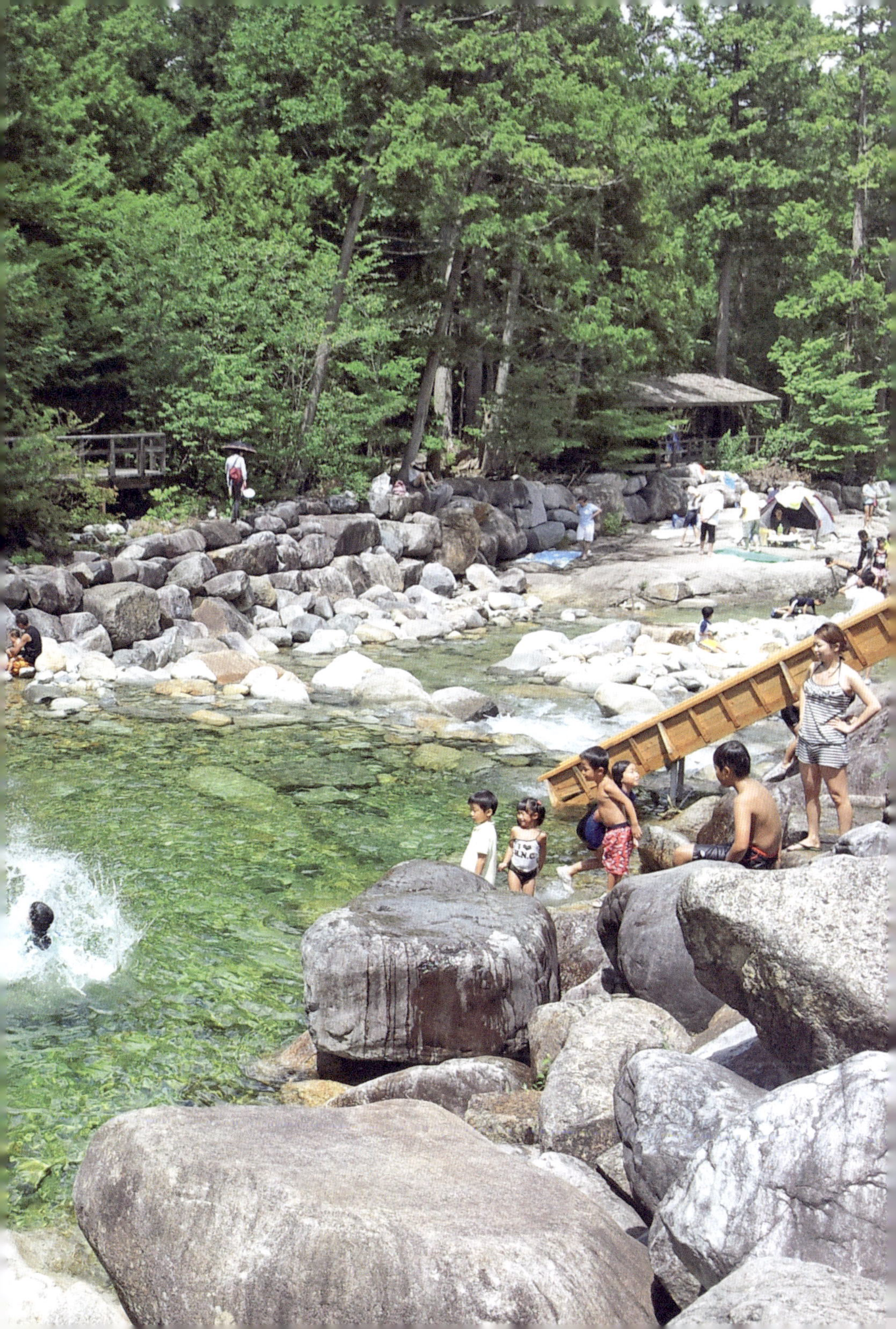

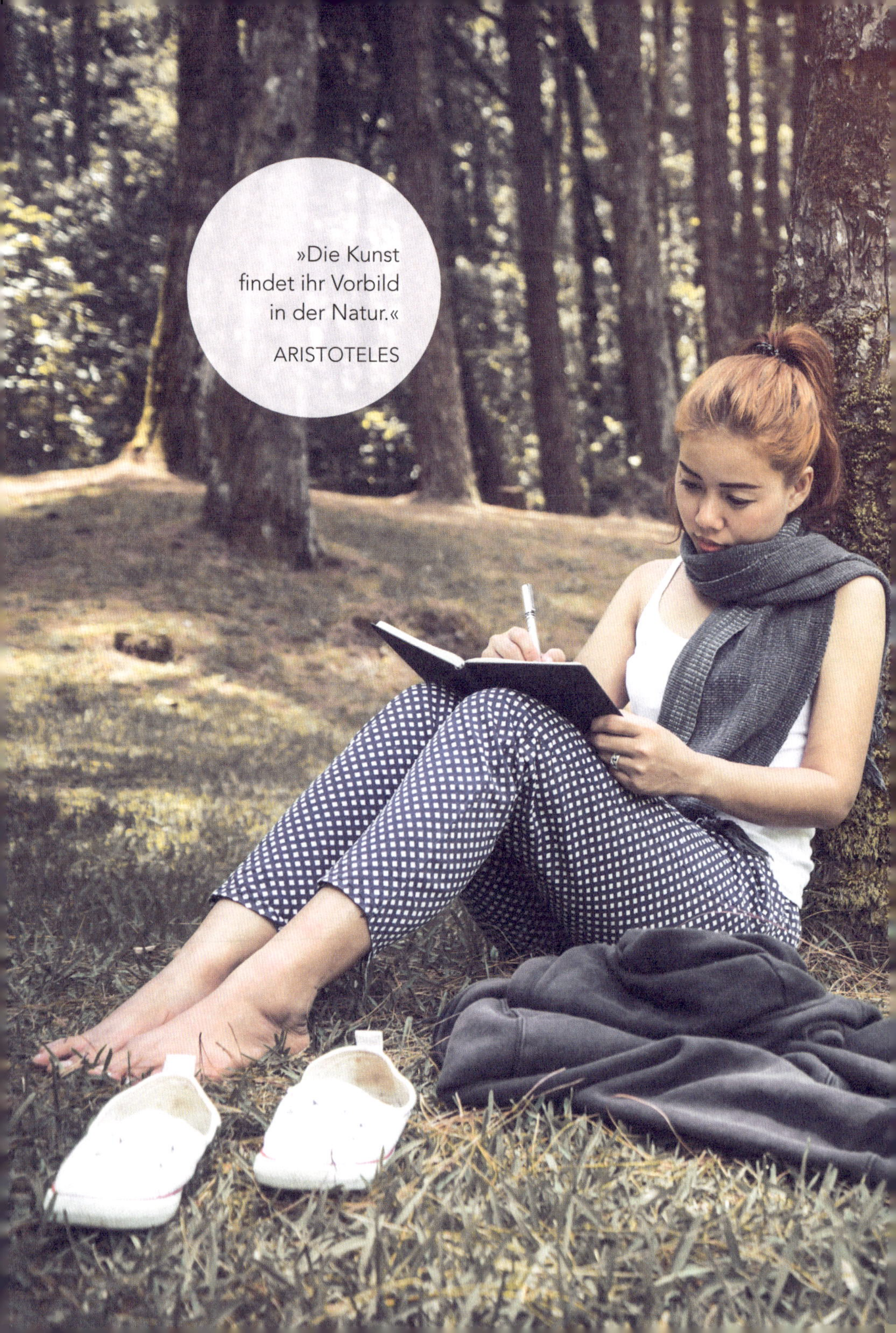

»Die Kunst findet ihr Vorbild in der Natur.«

ARISTOTELES

Kreativ sein

Kreativität ist ein rezeptiver Prozess, und der Aufenthalt in der Natur fördert unsere Aufnahmefähigkeit. Im Laufe der Jahrhunderte haben viele Schriftsteller das Gehen und Wandern in der Natur zum Gegenstand ihrer Werke gemacht, ja, die Natur selbst hat zahlreiche wunderschöne Gedichte und Prosastücke inspiriert.

Nehmen Sie Skizzenbuch und Stift und suchen Sie sich einen bequemen Ort zum Sitzen. Zeichnen Sie, was immer Sie sehen, sei es die Aussicht auf die Landschaft oder ein Detail wie z. B. ein Blatt. Seien Sie nicht zu kritisch mit sich selbst – Sie müssen die Zeichnung ja niemandem zeigen.

In der Natur lässt es sich auch wunderbar Tagebuch führen und Gefühle erkunden. Ist man entspannt, öffnet man sich leichter für neue Ideen.

Zudem gewinnt die Kunst des Schnitzens wieder mehr an Bedeutung. Die Arbeit mit natürlichen Materialien stärkt unsere Bindung zur Natur. Das gilt z. B. auch fürs Töpfern; etwas mit den eigenen Händen zu erschaffen erfrischt Körper und Geist.

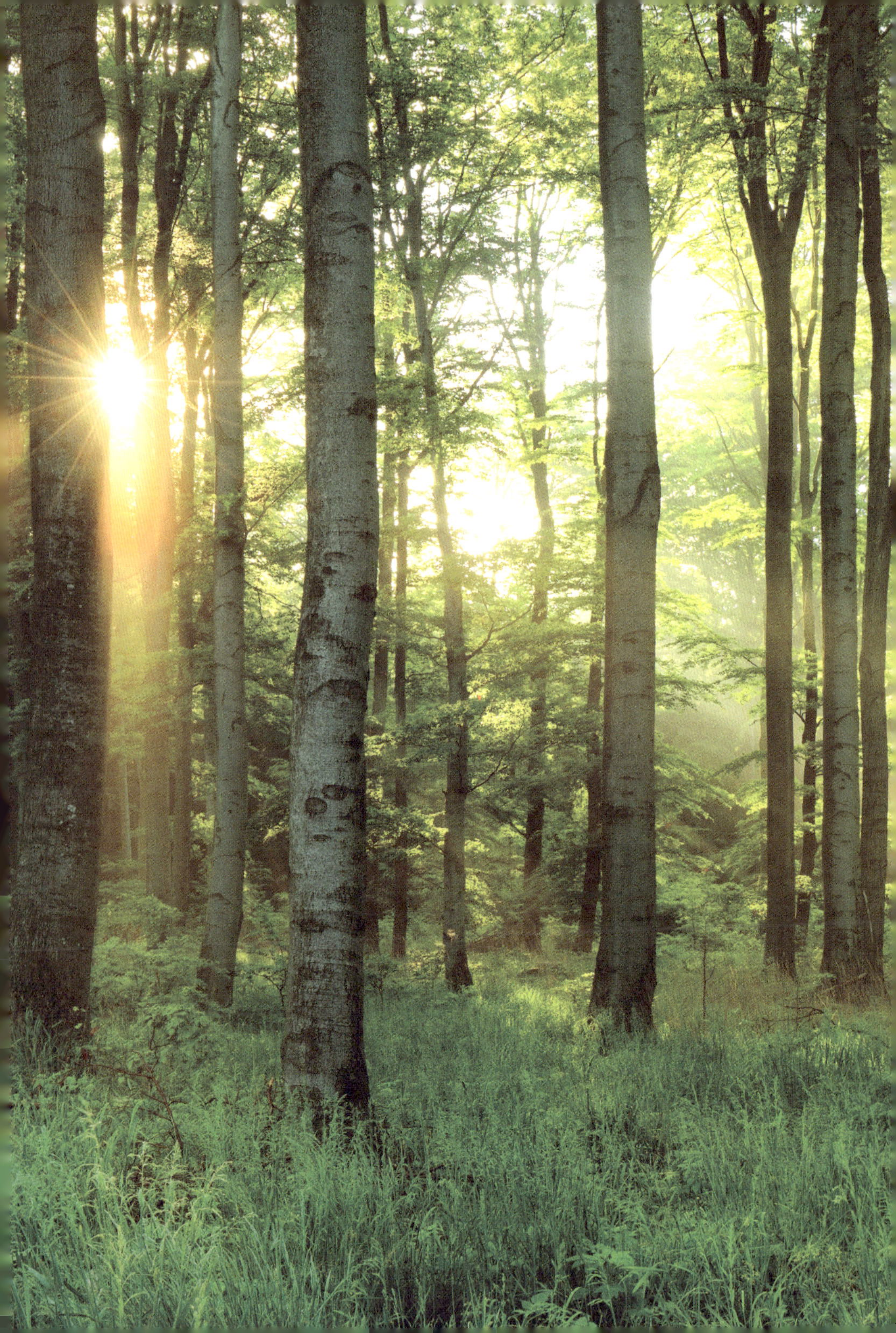

KOMOREBI 木漏れ日

Komorebi bedeutet das Spiel von Licht und Schatten, wenn die Sonne durch die Blätter der Bäume fällt.

KAPITEL 4

—

Der Wald – immer in der Nähe

森林をもっと身近に

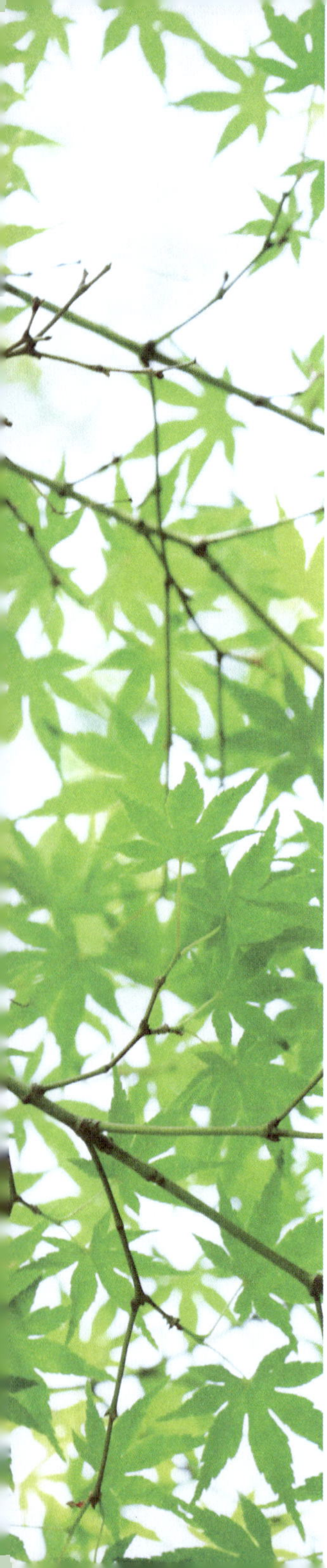

Nicht jeder hat das Privileg, einen Wald in unmittelbarer Nähe zu haben, in dem er die wohltuenden Wirkungen des Shinrin Yoku regelmäßig genießen kann. Wie also können wir das Wissen um die vielen gesundheitlichen Vorteile der Natur nutzen, egal wo wir uns im Augenblick aufhalten?

In vielen Städten und städtischen Umfeldern gibt es noch immer Bereiche, die der Natur vorbehalten sind, sei es der Stadtpark, eine brachliegende Fläche oder ein zugewachsener Pfad am Kanal. Jeder Ort, an dem Pflanzen wachsen, kann uns Entspannung bieten – vorausgesetzt, wir sind bereit, uns darauf einzulassen und Zeit dort zu verbringen. Das Interesse an Natur in der Stadt wächst, und so dürfte es Ihnen nicht schwerfallen, einen Verein o. Ä. zu finden, der Spaziergänge mit Gleichgesinnten organisiert und das Beste aus der Natur vor Ort macht.

Allerdings sind entsprechende Grünflächen nicht immer das Problem: Viele Menschen sind einfach zu beschäftigt, um sich auch einmal Zeit für sich selbst zu nehmen und Körper und Geist die Chance zum Entspannen zu geben. Deshalb stellt sich die Frage, wie wir die wohltuende Wirkung der Natur auch an den Orten genießen können, an denen wir die meiste Zeit verbringen: bei uns zu Hause und an unserem Arbeitsplatz.

Wie wir in Kapitel 5 noch sehen werden, haben viele Elemente der Natur die gleichen entspannenden Effekte wie das Shinrin Yoku an sich – Arbeits- oder Schmuckgegenstände aus Holz, Zierpflanzen in Haus und Garten, eine Vase voller frischer Blumen, ja selbst der Duft ätherischer Pflanzenöle. In diesem Kapitel finden Sie Ideen und Vorschläge, wie Sie den Wald zu sich nach Hause holen und die Natur auf diese Weise jeden Tag genießen können.

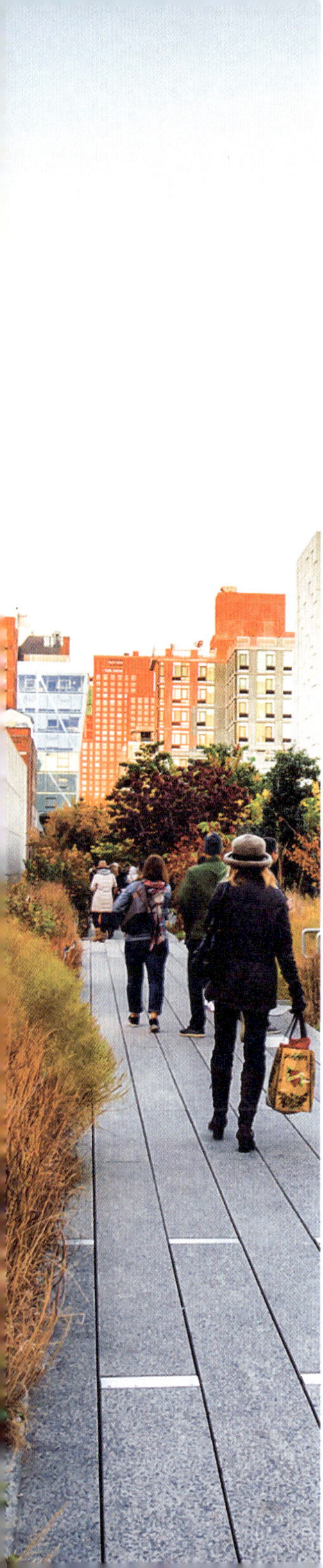

Natur in der Stadt

Zurzeit lebt knapp über die Hälfte der Weltbevölkerung in einem städtischen Umfeld – bis zum Jahr 2050 sollen es rund zwei Drittel sein.

Die Natur spielt eine wichtige Rolle dabei, Städte zu nachhaltigen und gesunden Orten zu machen. In Singapur etwa umfassen bewaldete Flächen fast 30 Prozent der Gesamtfläche; sie sollen in Zukunft sogar noch ausgedehnt werden, sodass 2030 rund 85 Prozent der Einwohner in nur 400 Meter Entfernung von einem Park leben. Zu den anderen grünen Städten auf der Welt, d.h. Städte mit mehr als 20 Prozent Grünfläche, gehören Vancouver, Sacramento, Frankfurt, Genf, Amsterdam und Seattle.

Stadtplanern rund um den Globus wird die Bedeutung der Natur immer mehr bewusst. Es gibt viele wunderbare Projekte, bei denen die Natur einst sehr schäbigen Vierteln wieder neues Leben eingehaucht hat, z.B. die High Line in New York City oder der Seoullo-Gartenweg in Seoul, bei dem auf einer alten Autobahn 24000 Gewächse angepflanzt wurden. Im Englischen Garten in München gibt es einen kleinen künstlichen Fluss namens Eisbach, in dem man schwimmen kann.

Die im frühen 18. Jahrhundert angelegten Schwimmteiche im Londoner Park Hampstead Heath haben sich zu einer wahren Oase der Natur gemausert. Auch in scheinbar sehr »vollen« Städten gibt es innovative Pläne zum Schaffen von natürlichen Korridoren, etwa das Netz an Dach- und normalen Gärten im Zentrum von Barcelona.

Wie sehr die Menschen das zu schätzen wissen, sieht man, wenn man an einem warmen, sonnigen Tag einen Blick in den Stadtpark wirft. Man sitzt und isst sein Mittagessen, macht eine Pause oder ein paar Lockerungsübungen. Experimente (siehe Kapitel 5) haben gezeigt, dass schon das Körper und Geist zur Ruhe kommen lässt. Es ist mittlerweile also wissenschaftlich bewiesen, dass sich Natur in der Stadt sowohl physisch als auch psychisch wohltuend auf die Einwohner auswirkt.

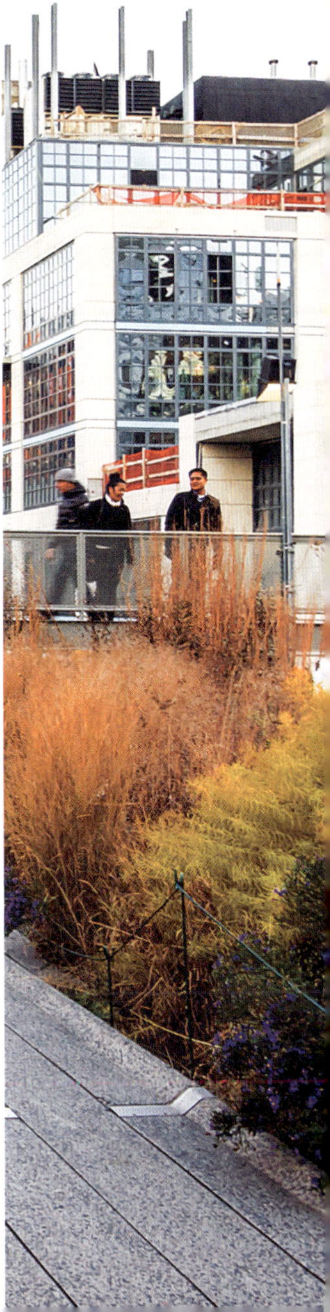

Die High Line in New York hat eine stillgelegte Bahntrasse auf Manhattans Westseite in eine grüne Oase verwandelt – und in eines der beliebtesten Ausflugsziele in der Stadt.

NATUR UND ARCHITEKTUR

Neben Stadtparks gibt es andere faszinierende Beispiele von Architektur und Design, die Wohnen und Natur miteinander verbinden. Sogenannte lebendige Mauern bestehen aus einer großen Anzahl an Pflanzen auf engstem Raum und verleihen Gebäuden eine ganz erstaunliche Ästhetik – ganz abgesehen davon, dass sie sowohl Mensch als auch Umwelt guttun. Auch Dachgärten erfreuen sich zunehmender Beliebtheit, insbesondere bei Angestellten, deren Büros sonst eher steril wirken.

Architekten, die neue Schulgebäude entwerfen, versuchen, die Natur in diese Gebäude zu integrieren, um den Schülern ein natürliches, spielerisches Lernen zu ermöglichen. Durch grüne Korridore zwischen den Bauten und Küchengärten haben die Kinder die Gelegenheit, selbst Gemüse anzubauen und damit mehr über Lebensmittel und gesunde Ernährung zu erfahren.

GEMEINSCHAFTSGÄRTNERN UND STADTFARMEN

Überall auf der Welt gibt es in größeren Orten und Städten gemeinschaftliche Gärtnerprojekte, meist zum Anbau von Obst und Gemüse. Sie bringen die Menschen sowie Mensch und Natur im Alltag zusammen. Auf dem Brooklyn Grange beispielsweise, einer Dachfarm in New York City, werden auf einem Hektar jährlich 22 650 Kilogramm Obst und Gemüse für Bauernmärkte und Restaurants in der näheren Umgebung angebaut, zudem werden dort umfassende Workshops für Tausende von Schülern angeboten. Und das zunehmende urbane Imkern führt dazu, dass immer mehr Menschen bienenfreundliche Pflanzen in ihren Gärten ziehen.

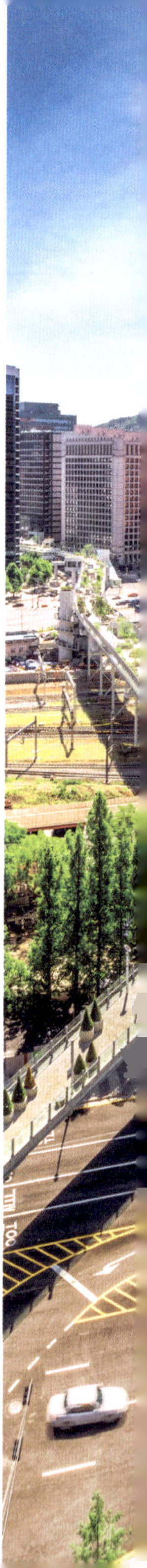

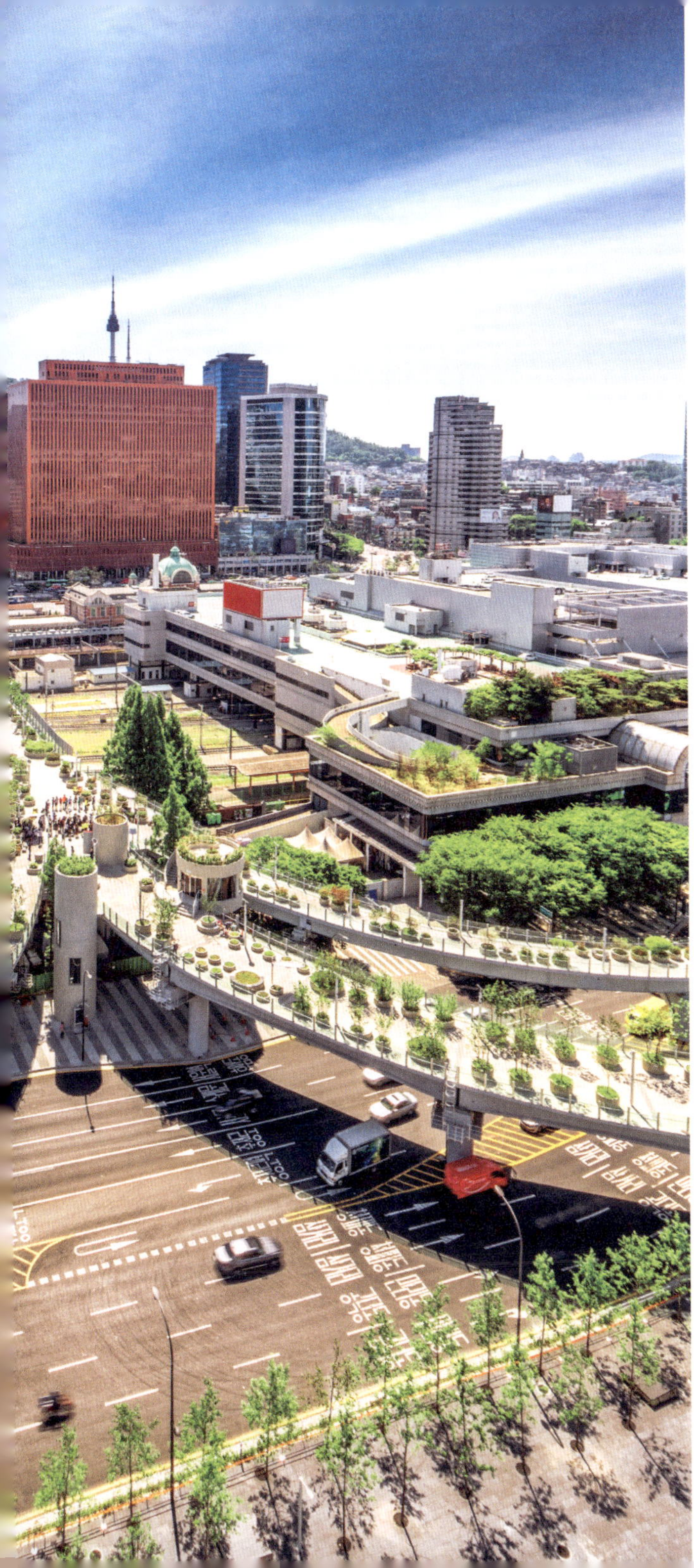

Der Seoullo Skygarden, eine neuere Fußgängerüberführung, bietet Natur mitten in Südkoreas Hauptstadt Seoul.

Holztherapie

Forschungen belegen, dass Gegenstände aus Holz, die wir schön finden und in der Wohnung oder am Arbeitsplatz aufstellen – Möbel, Dekoobjekte, Täfelungen o. Ä. –, uns entspannen können, wenn wir sie ansehen, riechen oder berühren. Holz kann im Haus auf vielfältige Art und Weise verwendet werden und war schon immer ein beliebter Einrichtungsgegenstand: als Täfelung, Deckenbalken, Küchenausstattung und Bodenbelag. Unseren Studien zufolge erhöht das Vorhandensein von Holz den Entspannungseffekt eines Zimmers – vorausgesetzt, die Probanden mögen den Gegenstand oder fühlen sich in dem Raum wohl.

BEHANDELT ODER UNBEHANDELT?

Die Oberfläche des Holzes – ob es behandelt, also z. B. lackiert, oder unbehandelt ist – hat beim Berühren tatsächlich einen Einfluss auf die entspannende Wirkung. Wir baten Probanden mit Augenbinden darum, ihre Handflächen 90 Sekunden lang auf Weißeichenstücke zu legen. War das Holz unbehandelt, verringerte sich die Hirnaktivität, der Parasympathikus wurde angeregt, der Sympathikus hingegen beruhigt und die Herzfrequenz gesenkt – alles Zeichen der Entspannung. War das Holz behandelt, etwa mit einer Urethanbeschichtung, stellten sich diese Effekte deutlich weniger ein.[49]

DER DUFT VON HOLZ

Wie wir in Kapitel 5 noch sehen werden, beruhigt das Einatmen des Dufts von natürlich getrocknetem Holz die präfrontale Hirnaktivität und entspannt so den gesamten Körper (siehe dazu

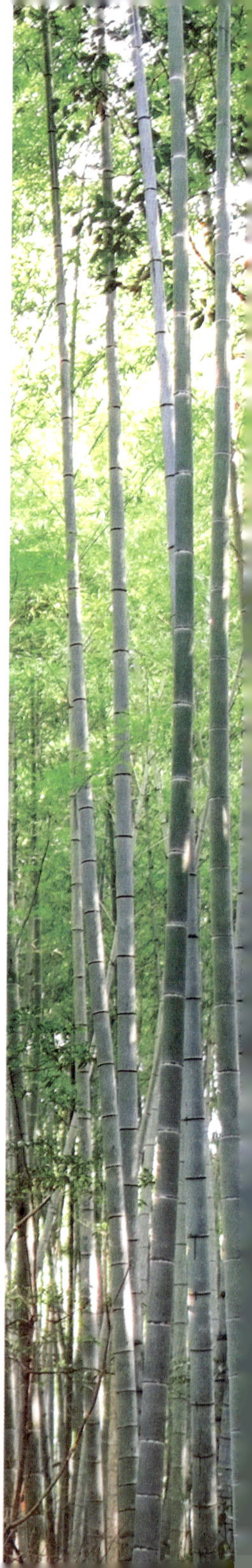

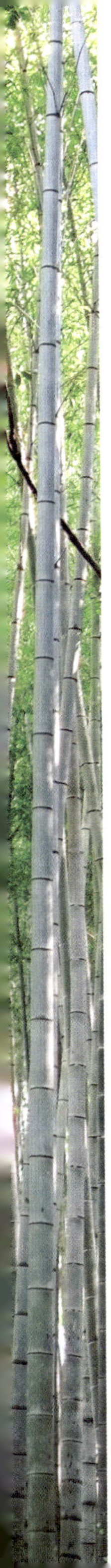

S. 172f.). Wir interpretieren dies als Rückkehr zu einem natürlichen Seinszustand; das durch unsere künstliche Umgebung ständig überforderte Gehirn wird beruhigt. Den gleichen Effekt hat das Einatmen des Dufts ätherischer Pflanzen-, insbesondere Baumöle. Am deutlichsten ausgeprägt ist er, wenn die betreffende Person den Duft mag. Mehr über ätherische Öle und ihre Wirkungen erfahren Sie ab Seite 116.

MEHR HOLZ IM ALLTAG

Holz ist ein ausgesprochen nützliches Material, das sich im Haus und am Arbeitsplatz sehr vielseitig verwenden lässt. Suchen Sie sich jedoch immer Gegenstände, die Sie auch wirklich mögen – nur so werden Sie sich richtig entspannen.

- Naturholzböden gibt es in klassich-rustikal und schick-modern.
- Eine Holztäfelung macht den Raum weicher, sie sollte allerdings nicht lackiert oder gestrichen sein.
- Arbeitsflächen und Schränke aus Holz machen jede Küche gemütlicher. Auch wenn die Oberflächen behandelt sind, um sie vor Nässe zu schützen, wirken sie allein durch ihren Anblick entspannend.
- Wählen Sie natürlich getrocknetes Holz, kein hitzebehandeltes; so bleibt der natürliche Duft besser erhalten.
- Möbel aus Holz passen zu vielen Einrichtungsstilen, sei es in der Wohnung oder am Arbeitsplatz.
- Legen Sie Deckenbalken möglichst frei und lassen Sie sie unbehandelt.
- Wählen Sie Küchenutensilien aus Holz, etwa Bretter oder Löffel.
- Dekorieren Sie Ihr Heim mit kleinen Holzschnitzereien.
- Parfümieren Sie Ihre Wohnung, Ihr Badeöl oder Ihre Feuchtigkeitscreme mit ätherischen Baumölen.

BÄDER AUS JAPANISCHER ZYPRESSE

Sehr beliebt in Japan sind Zypressenbäder, d. h. Bäder in Badewannen aus solidem Zypressenholz. Kommt dieses in Kontakt mit heißem Wasser, verströmt das Holz sein kräftiges Aroma und entspannt so Körper und Geist. Wie bei jedem Kontakt mit Holz beruht der entspannende Effekt auf drei Dingen:

- Der Duft des Holzes beruhigt die präfrontale Hirnaktivität und sorgt so für Entspannung.
- Die Berührung des Holzes verringert die präfrontale Hirnaktivität ebenfalls und regt darüber hinaus die Tätigkeit des parasympathischen Nervensystems an.
- Der Anblick des Holzes senkt den Blutdruck – vorausgesetzt, man mag Zypressenholz.

SAUNA UND THERMALBAD

Das finnische Baderitual der Sauna ist Tausende Jahre alt. Dabei sitzt man in einem mit Holz ausgekleideten Raum, der durch heiße Steine beheizt wird, und genießt die intensive Wärme bzw. Hitze. In Finnland wird die Sauna gerne als Apotheke des armen Mannes bezeichnet; beim Bau der Einrichtung kommt häufig Zedernholz zum Einsatz, das α-Pinen enthält. Die chemische Verbindung wirkt sich ausgesprochen positiv auf den Parasympathikus aus (siehe S. 172f.).

In der Schweiz hingegen hat sich die Tradition des Thermalbads in Badezubern aus Holz etabliert. Ein spektakuläres Beispiel dafür gibt es in Zürich, wo eine alte Brauerei in ein öffentliches Bad umgewandelt wurde.

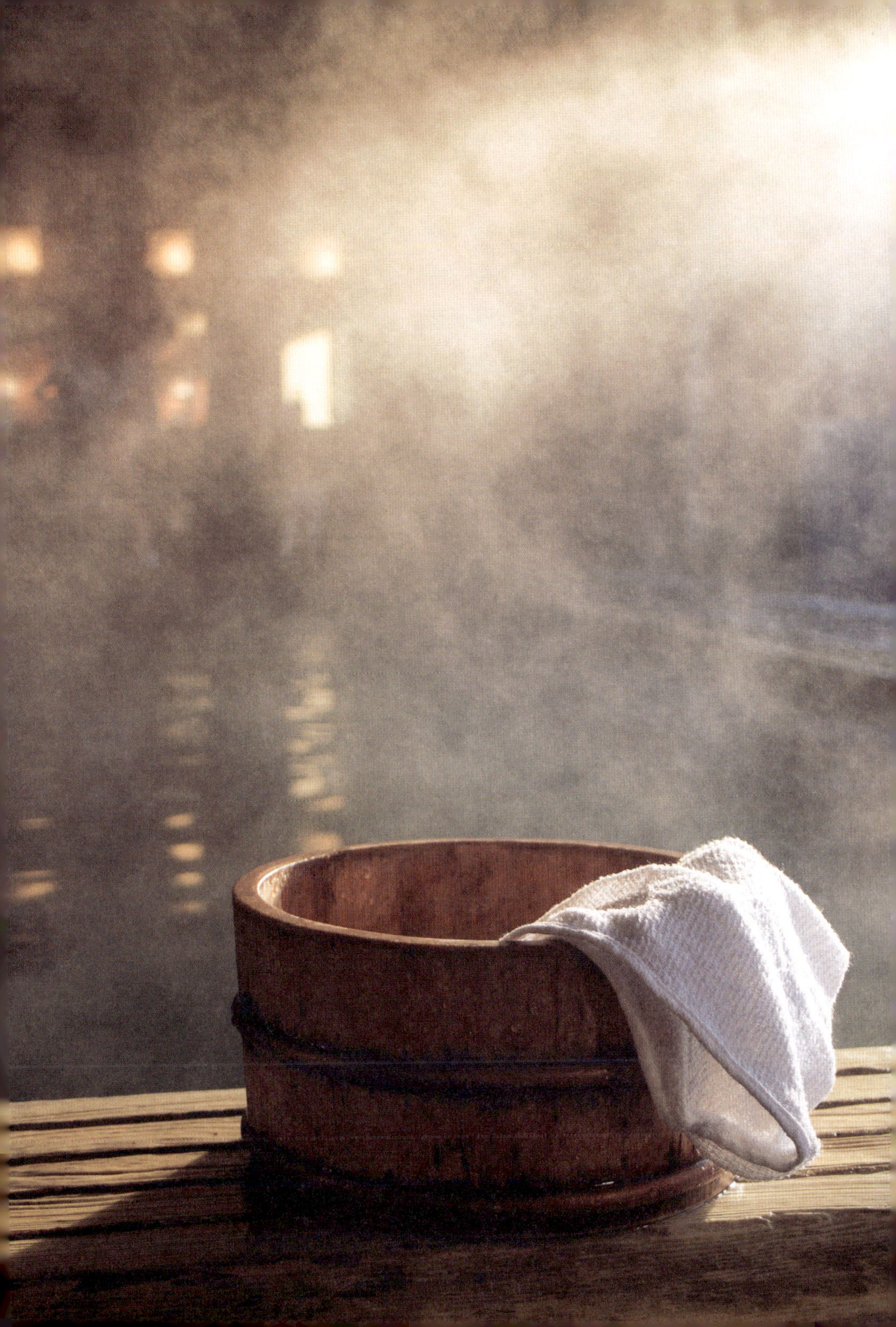

Bonsai

Die Kunst, Miniaturbäume in Töpfen zu ziehen, wird meist mit Japan assoziiert, obwohl die Tradition aus China stammt und sich vor etwa 1000 Jahren über Korea nach Japan verbreitet hat. Die ersten dieser Zwergbäume sind natürlich entstanden, auf felsigen Aufschlüssen in chinesischen Gebirgen; hier haben die rauen Klimabedingungen und der nährstoffarme Boden den Wuchs gehemmt.

Heute werden viele verschiedene Arten als Bonsais gezogen, von der Zeder über Wacholder und Ahorn bis zur Feige, manche einzeln, andere als Teil einer ganzen Miniaturlandschaft. Solche Bonsaiexemplare können mehrere Jahrhunderte alt werden; sie altern auf die gleiche Weise wie normal große Bäume, d. h., sie werden knorrig und mit zunehmendem Alter immer schöner.

Der traditionelle Zweck des Bonsai besteht zum einen in der Kontemplation und zum anderen in der meditativen Arbeit und dem Einfallsreichtum, die vonseiten des Bonsaizüchters erforderlich sind. Wie wir in Kapitel 5 noch sehen werden, hat das Betrachten eines Bonsais die gleichen Entspannungseffekte wie ein Waldbad (siehe S. 166f.). So ist das Züchten von Bonsais ein vergnügliches und nützliches Hobby, das zudem wenig Platz braucht. Sich um einen Bonsai zu kümmern ist eine sehr achtsame Tätigkeit, die den Betreffenden ins Hier und Jetzt versetzt. Um also Natur in Ihren Alltag zu integrieren, müssen Sie nicht unbedingt einen Wald vor der Haustür haben – Sie können sich Ihren eigenen Miniaturwald in der Wohnung schaffen. Wie beim Gärtnern oder Blumenarrangieren können wir uns auch durch die Kunst des Bonsai kreativ mit der Natur verbinden. Will man die Bäume formen, muss man erst ihre natürliche Balance und die Art, wie sie wachsen, verstehen.

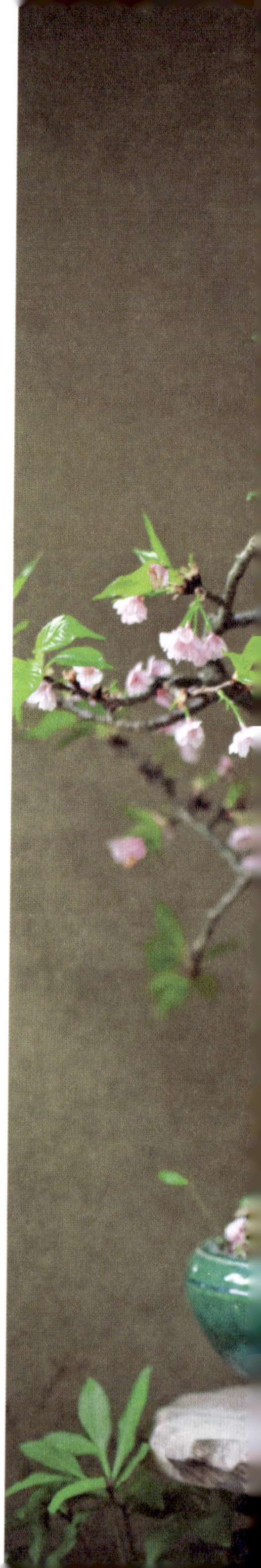

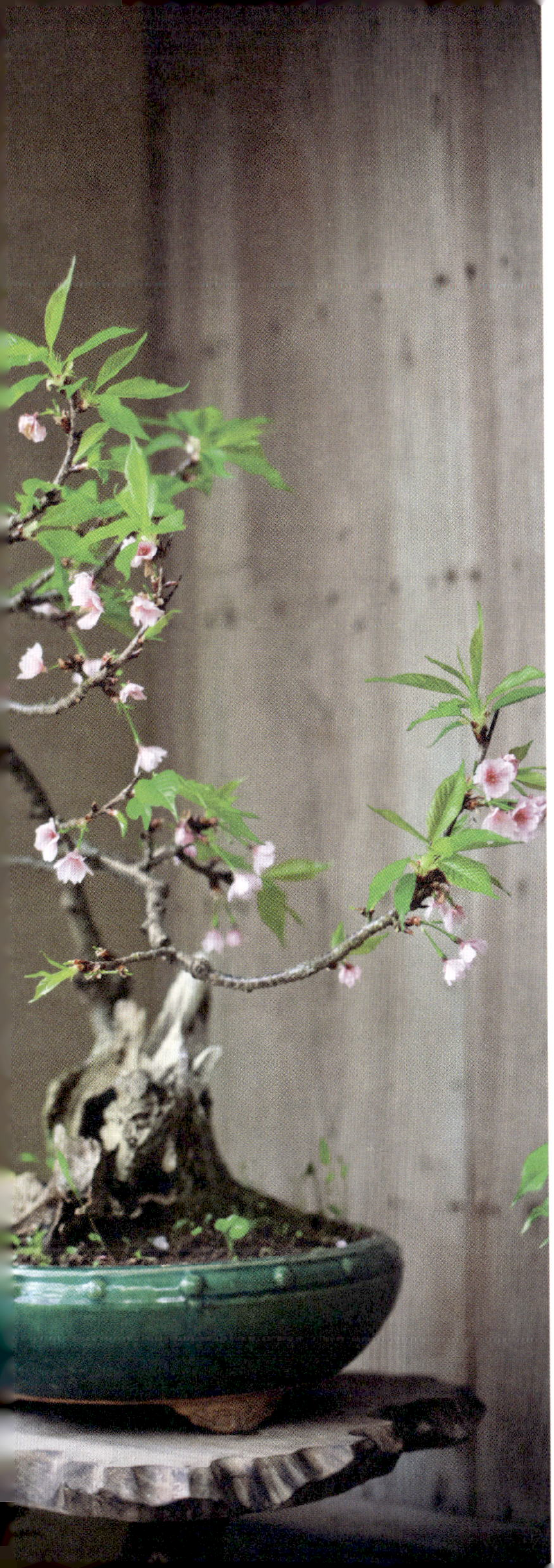

BONSAIS ZIEHEN

Sie können Bonsais fertig kaufen oder selbst züchten, entweder aus Samen oder einem Schössling. Doch wofür Sie sich auch entscheiden: Ihr Bonsai muss regelmäßig gepflegt werden, er muss verschnitten und geformt werden – ein faszinierender und freudvoller Prozess. Wie alle anderen Zimmerpflanzen müssen natürlich auch Bonsais regel-, aber nicht übermäßig gegossen werden; sie müssen gedüngt, aber nicht überdüngt werden. Mit anderen Worten: Sie brauchen viel Liebe und Aufmerksamkeit.

Zimmerpflanzen und Blumen

Die meisten Menschen wissen intuitiv, dass Zierpflanzen, sei es in der Wohnung oder am Arbeitsplatz, sei es im Freien oder in Innenräumen, unser Wohlbefinden steigern, und mittlerweile ist dies auch durch zahlreiche wissenschaftliche Studien bewiesen. Eines der in Kapitel 5 beschriebenen Experimente zeigt, dass sich Probanden, die einfach nur dasaßen und eine Zimmerpflanze betrachteten, sowohl körperlich als auch geistig entspannten (siehe dazu S. 164f.). Diese Wirkung kann man sich auf vielerlei Weise zunutze machen, indem man Pflanzen sowohl in Innen- als auch in Außenräumen aufstellt.

PFLANZEN IM FREIEN

Diejenigen, die das Privileg haben, einen Garten zu besitzen, wissen um die erholsame Natur seiner Atmosphäre, ob wir uns nun einfach nur in ihm entspannen oder darin arbeiten und ihn pflegen. So wird auch die Gartentherapie immer beliebter; in einigen Shinrin-Yoku-Zentren in Japan werden bereits einfache Gartenaufgaben wie das Umsetzen von Pflanzen angeboten.

Doch auch wer keinen Garten hat, kann in kleinerem Umfang als Gärtner tätig werden und beispielsweise Pflanzen auf dem Balkon ziehen oder einen kleinen Blumenkasten mit Zierpflanzen oder Kräutern vor dem Fenster anbringen. Zeit mit Pflanzen zu verbringen kann unsere Gesundheit und unser Wohlbefinden erheblich verbessern.

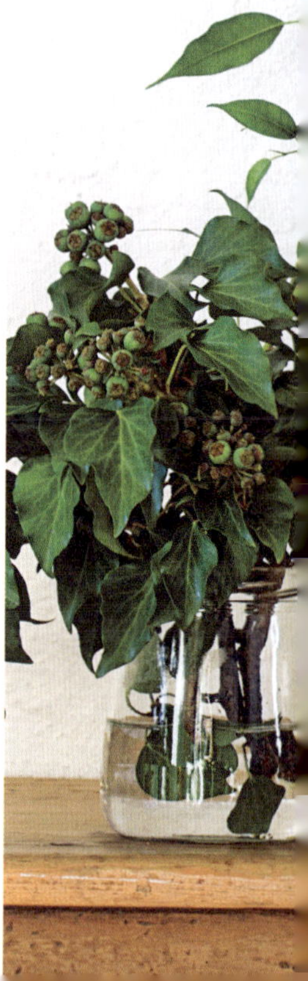

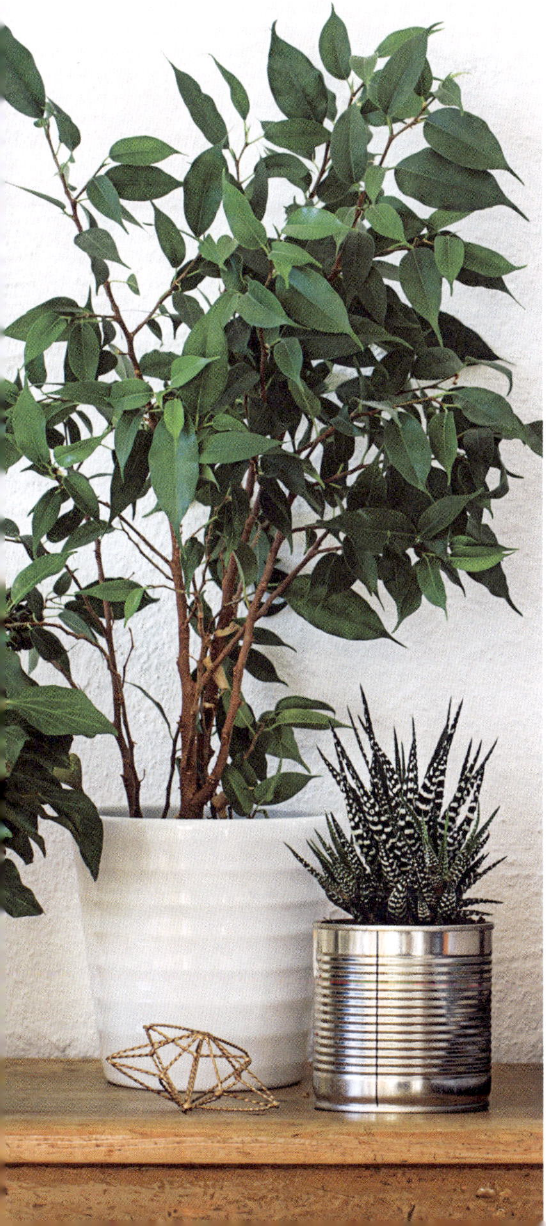

DIE NATUR INS HAUS LASSEN

Zimmerpflanzen können Körper und Geist erwiesenermaßen entspannen (siehe S. 164f.), stellen Sie sie also an möglichst vielen Orten in Ihrer Wohnung auf. Das Angebot an Zimmerpflanzen ist riesig: Es gibt Pflanzen, die vor allem durch ihr üppiges Blattwerk glänzen, farbenprächtig blühende Exemplare, stachelige Kakteen und glattblättrige Sukkulenten.

Bei der Auswahl sollten Sie natürlich vor allem darauf achten, dass sich die Pflanze an ihrem neuen Standort auch wohlfühlt und auf diese Weise lange gedeiht und attraktiv bleibt. Maßgebliche Faktoren sind Temperatur, Lichtverhältnisse, Feuchtigkeit und Anspruch der Pflanze hinsichtlich der Pflege – also die Zeit, die Sie in die Pflege der Pflanze investieren können. Es ist eher unwahrscheinlich, dass eine traurige, verkümmerte Pflanze die gleiche entspannende Wirkung hat wie eine prachtvoll gedeihende.

Ein Leben voller Pflanzen

Wenn es um Zimmerpflanzen geht, gilt durchaus das Motto: Viel hilft viel!

- Eine hübsche Pflanze auf dem Küchen- oder Esstisch bietet einen dekorativen Blickfang und gibt Ihnen die Gelegenheit, sie ganz aus der Nähe zu betrachten.
- Pflanzen verschiedener Größen in einer Gruppe verstärken die dekorative Wirkung. So können Sie auch mehr Pflanzen zu Hause aufstellen.
- Haben Sie so gar keinen Platz, bietet sich auch eine kleine Auswahl an Pflanzen in einem Terrarium an. Die gleichbleibende Temperatur und die gleichbleibende Feuchtigkeit sorgen für optimale Wachstumsbedingungen.
- Ebenfalls bei Platzmangel geeignet sind Pflanzen, die Sie in Ampeln an die Decke hängen können.
- Auch Kletterpflanzen sparen Platz. Ziehen Sie sie an einem Gerüst an der Wand oder an einer Stange in einem Topf.
- Viele Pflanzen können leicht selbst gezogen werden. So haben Sie ein Haus voller Pflanzen, ohne dafür allzu viel Geld ausgeben zu müssen.
- Das Fensterbrett ist der ideale Ort für Pflanzen, die es gern hell mögen. Weist das Fenster nach Süden, sollte die Pflanze allerdings sehr viel Licht vertragen können. Schützen Sie die Pflanzen außerdem vor Zugluft.
- Die Wirkung ohnehin schon schöner Pflanzen wird noch hervorgehoben, wenn Sie sie auf einem Sockel platzieren.
- Stellen Sie sich Pflanzen an Ihren Arbeitsplatz. Das sorgt nicht nur für Entspannung, sondern auch für mehr Produktivität.

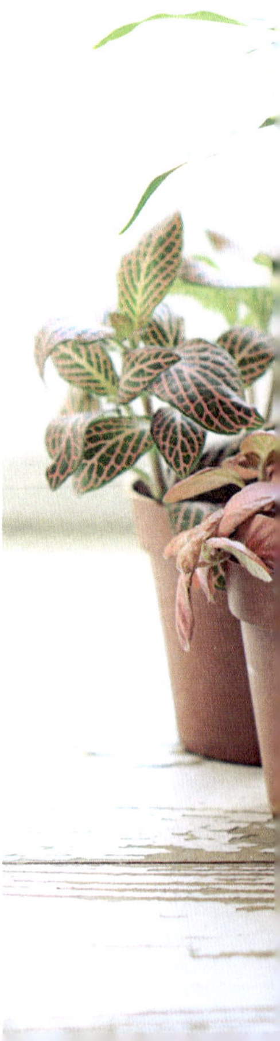

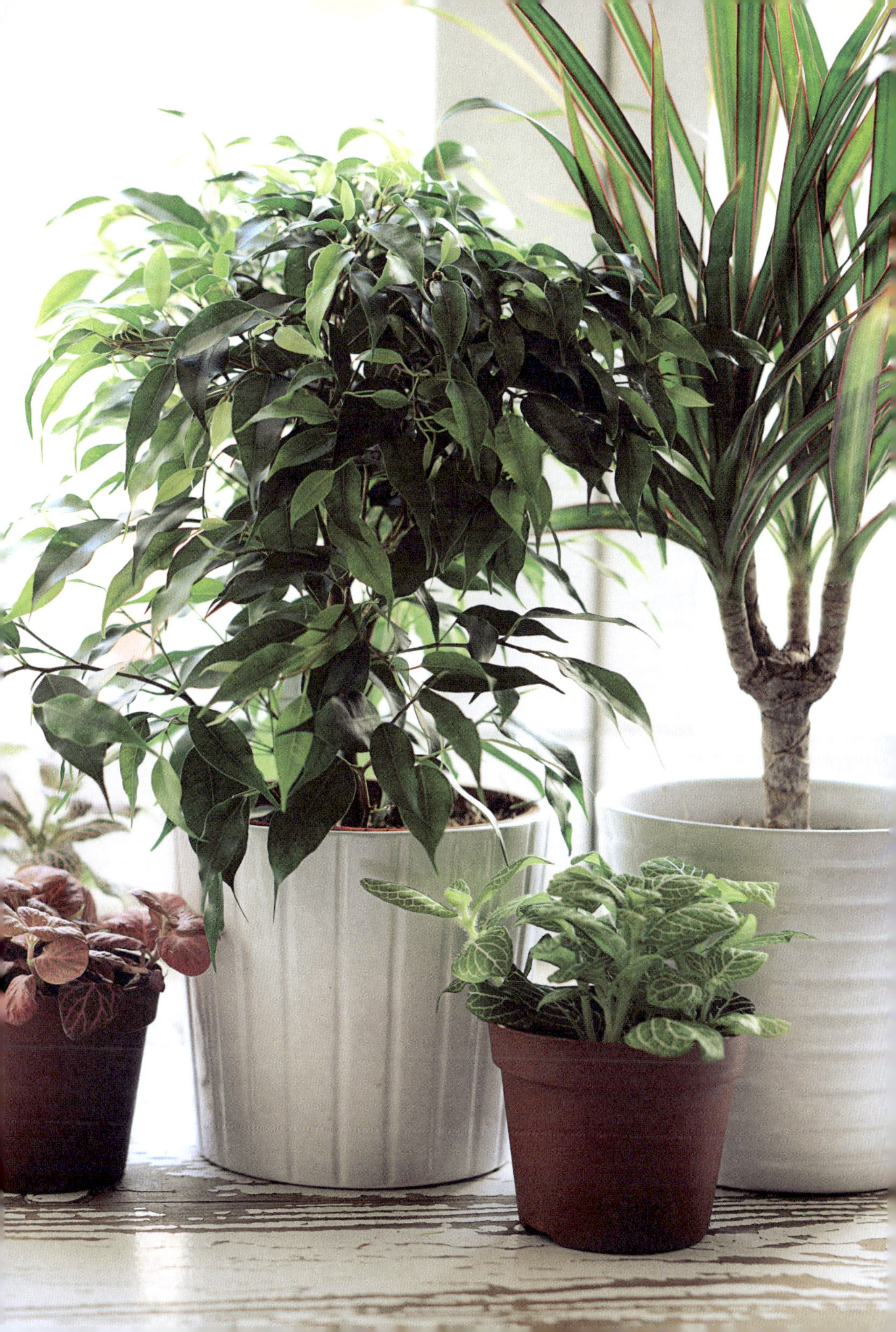

Saubere Luft

Zimmerpflanzen tragen nicht nur zu unserer Entspannung bei, sie säubern auch die Luft, die wir atmen. In den 1980er-Jahren begannen Wissenschaftler der NASA mit einem Forschungsprogramm namens Clean Air Study, um dem sogenannten Sick-Building-Syndrom entgegenzuwirken. Zu diesem Beschwerdebild kommt es, wenn sich Schadstoffe – aus Möbeln, Teppichen und Reinigungsprodukten – in einem Gebäude ohne ausreichende Luftzirkulation ansammeln und bei den Bewohnern Kopfschmerzen, Schwindelgefühle, Benommenheit und Übelkeit auslösen.

Die Wissenschaftler fanden heraus, dass Topfpflanzen Benzol, Formaldehyd und Trichlorethylen aus der Luft aufnehmen können. Möglicherweise lässt sich dies teilweise auf die Mikroorganismen in der Pflanzenerde zurückführen, doch waren verschiedene Pflanzen unterschiedlich wirksam. Die folgenden zehn weitverbreiteten Zimmerpflanzen verfügen über derlei reinigende Wirkungen:

- Goldfruchtpalme oder Areca-Palme *(Chrysalidocarpus lutescens)*
- Steckenpalme *(Rhapis excelsa)*
- Bambuspalme *(Chamaedorea seifrizii)*
- Gummibaum *(Ficus elastica)*
- Drachenbaum *(Dracaena fragrans)*
- Gemeiner Efeu *(Hedera helix)*
- Zwerg-Dattelpalme *(Phoenix roebelenii)*
- Langblättriger Feigenbaum *(Ficus binnendijkii »Alii«)*
- Schwertfarn *(Nephrolepis exaltata »Bostoniensis«)*
- Zwerg-Blattfahne *(Spathiphyllum wallisii)*

Frische Blumenpracht

Wie wir in Kapitel 5 noch sehen werden, entspannt der Anblick eines schlichten Straußes frischer Blumen den Körper ebenso wie der Anblick einer hübschen Zimmerpflanze (siehe S. 168f.). Es ist nicht besonders kostspielig, sich jede Woche im Supermarkt einen Blumenstrauß zu kaufen und ihn auf den Ess- oder den Schreibtisch zu stellen, wo man sich immer wieder an seinem Anblick erfreuen kann. Wir haben unsere Experimente mit nicht duftenden, rosafarbenen Rosen durchgeführt[62–65], nehmen aber an, dass es keine Rolle spielt, um welche Blumen es sich handelt. Ebenfalls wahrscheinlich ist, dass die entspannende Wirkung steigt, wenn der Betrachter die jeweiligen Blumen mag. Wählen Sie Ihre Blumen also entsprechend.

Noch stärker ist der Entspannungseffekt, wenn ein angenehmer Duft hinzukommt, etwa der von Lilien. Doch auch hier gilt: Man muss ihn mögen.

Schnittblumen haben gegenüber Topfpflanzen den Vorteil, dass Sie keinen grünen Daumen haben müssen, denn sie sind viel pflegeleichter. Sie können eine Blumenvase beispielsweise auch dort aufstellen, wo eine Topfpflanze eingehen würde; solange die Blumen frisches Wasser haben – idealerweise mit ein wenig Schnittblumendünger –, werden sie sich auch mehrere Tage halten. Und sind sie verblüht, heißt es: wegwerfen und neue kaufen.

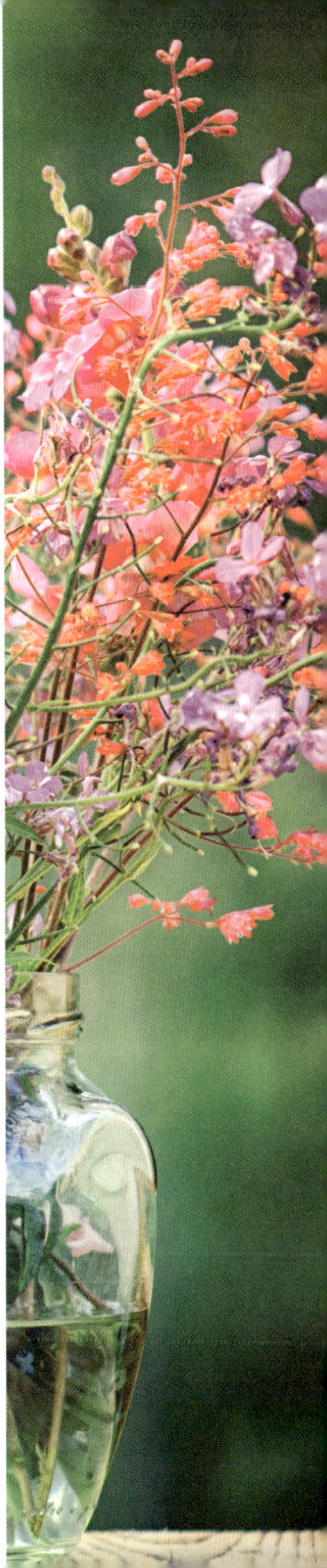

Ätherische Öle

Ätherische Öle gehören zu den einfachsten und effektivsten Möglichkeiten, die gesundheitlichen Vorzüge des Waldes auch in den eigenen vier Wänden zu genießen. Wenn Sie sich je am Duft einer Rose erfreut haben, wissen Sie bereits um die wohltuenden Wirkungen ätherischer Öle. Die natürlichen Duftstoffe finden sich in den Samen, der Rinde, den Stängeln, den Wurzeln und den Blüten der Pflanzen. Sie verleihen ihnen ihren charakteristischen Duft und werden schon sehr lange in der Küche, in Kosmetika, als Medizin und im Rahmen von Entspannungstherapien eingesetzt. Unseren Experimenten zufolge haben die ätherischen Öle von Blumen wie Rosen und Pflanzen wie Orangen eine beruhigende Wirkung (siehe S. 170f.), und viele ätherische Öle von Bäumen tun es ihnen gleich.

VERWENDUNGSMÖGLICHKEITEN

- Geben Sie einige Tropfen Ihres bevorzugten ätherischen Öls in eine Duftschale, um den Raum zu parfümieren.
- Mischen Sie etwas Öl mit Wasser, geben Sie es in einen Zerstäuber und besprühen Sie damit Möbel, Teppiche oder Textilien.
- Geben Sie etwas Öl in Waschmaschine oder Trockner.
- Verwenden Sie es auch in Haushaltsreinigern.
- Fügen Sie Ihrem Massageöl etwas ätherisches Öl hinzu. Geben Sie dabei einen Tropfen ätherisches Öl auf drei Tropfen Trägeröl wie z. B. Kokosöl, um Hautreizungen durch das ätherische Öl zu vermeiden.
- Geben Sie etwas ätherisches Öl in Ihr Badewasser.

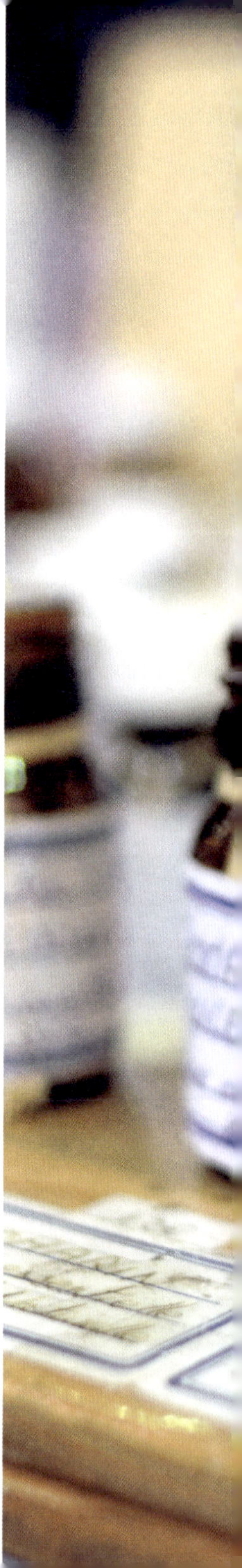

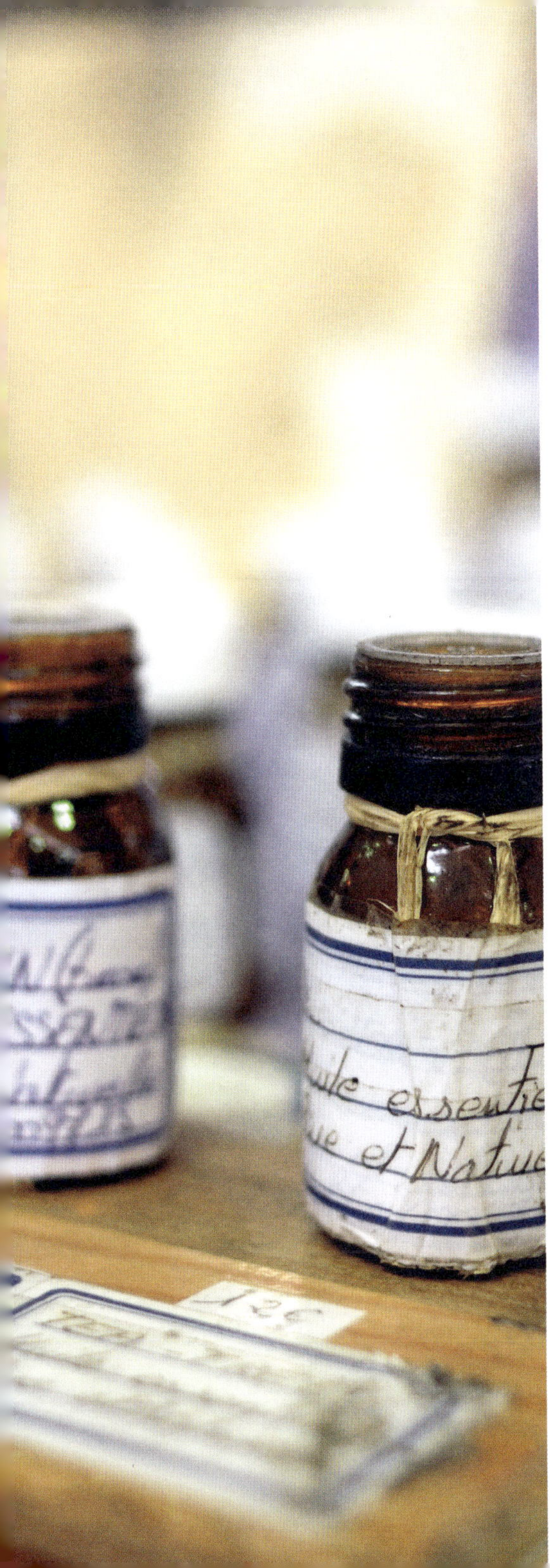

ÄTHERISCHE ÖLE VON BÄUMEN

Zum physiologischen Entspannungseffekt von ätherischen Baumölen haben wir schon eine Reihe von Forschungen durchgeführt, und die Ergebnisse zeigen, dass das Einatmen des Dufts bei den Probanden zu einer Senkung des Blutdrucks, zu einer Erhöhung der parasympathischen Nervenaktivität und zu einer Beruhigung der präfrontalen Hirnaktivität geführt hat. Dabei kamen verschiedene Baumarten zum Einsatz, so z. B. das Holz der japanischen Zypresse (Hinoki),[52] die Blätter der japanischen Zypresse,[53] taiwanesisches Hinokiholz[45] und das Holz des Hiba-Lebensbaums. Die entspannende Wirkung trat jedoch nur dann ein, wenn die Probanden den Duft des Holzes bzw. der Blätter mochten.

Da bei uns alle Holzarten, die wir bislang getestet haben, zu den gleichen wohltuenden Wirkungen führten, können Sie Ihr ätherisches Baumöl frei wählen – vorausgesetzt, Sie mögen den jeweiligen Duft.

ZEDER

Zedernholzöl oder schlicht Zedernöl ist bereits seit Jahrhunderten in Gebrauch. Sein warmer, holziger Duft soll Geist und Körper beruhigen und wunderbar entspannen. Darüber hinaus erdet der Duft und fördert so Vitalität und Wohlbefinden.

Pflanzenbeschreibung

Zedernöl wird aus der Virginischen Rot-Zeder *(Juniperus virginiana)*, auch Virginischer Wacholder genannt, gewonnen, einem im östlichen Nordamerika heimischen immergrünen Nadelbaum. Er gedeiht in großer Höhe und wird selbst bis zu 30 Meter hoch.

Chemische Zusammensetzung des Öls

Zedernöl enthält sogenannte Sesquiterpene. Ätherische Öle, die diese Stoffe enthalten, fördern, das ist empirisch belegt, das Gefühl des Geerdet- und Ausgeglichenseins.

Anwendung und Wirkung

- Geben Sie 3 bis 4 Tropfen am Ende eines langen Tages in eine Duftschale, um sich zu erden und sich eine entspannende Umgebung zu schaffen.
- 1 bis 2 Tropfen Öl in die Brust einmassiert, erhöhen die Vitalität vor einem Workout.
- Wenn unvertraute Situationen Ihnen Stress bereiten, lässt der Duft des Zedernöls Ihren Geist zur Ruhe kommen.
- Der Duft von Zedernöl zu Hause oder am Arbeitsplatz steigert Ihre Zuversicht und Ihr Selbstwertgefühl.

GEWÖHNLICHE DOUGLASIE

Mit seinem sauberen, frischen und holzigen Duft fördert Douglasienöl eine positive Lebenseinstellung und steigert die Konzentrationsfähigkeit. Darüber hinaus kommt das Öl bei der Hautreinigung zum Einsatz und macht die Atemwege frei.

Pflanzenbeschreibung

Die Gewöhnliche Douglasie *(Pseudotsuga menziesii)*, ein Nadelbaum, ist in ganz Nordamerika verbreitet. Die schlanke, immergrüne Tanne wird auch oft als Weihnachtsbaum verwendet. Ihr süßes und erfrischendes Öl duftet nach Zitrone.

Chemische Zusammensetzung des Öls

Die Douglasie ist reich an β-Pinen, was zu ihrer atemwegsbefreienden Wirkung beiträgt. Sie enthält auch α-Pinen, das, allein eingeatmet, in Experimenten seine entspannende Wirkung unter Beweis stellen konnte (siehe S. 173).

Anwendung und Wirkung

- In Kombination mit wilder Orange, Zitrone oder Bergamotte erfrischt das Öl die Luft, hebt die Stimmung und steigert die Konzentrationsfähigkeit.
- 1 Tropfen Öl im Gesichtswasser reinigt die Haut und entspannt und vitalisiert gleichzeitig.
- Bei verstopfter Nase 2 bis 3 Tropfen Öl in den Händen verreiben und tief einatmen.
- Ein entspannendes Massageöl ergeben 1 bis 2 Tropfen Douglasien-, 1 bis 2 Tropfen Wintergrün- und etwas Kokosöl.

EUKALYPTUS

Mit seinem an Kampfer und Minze erinnernden Duft klärt Eukalyptusöl den Geist und baut Spannungen ab. Es wird vor allem wegen seiner reinigenden Eigenschaften empfohlen, die beispielsweise der Haut zugutekommen. Zudem befreit es die Atemwege.

Pflanzenbeschreibung

Der Pfefferminz-Eukalyptus *(Eucalyptus radiata)*, ein schlanker, immergrüner Baum, wird bis zu 20 Meter groß und ist in Australien heimisch.

Chemische Zusammensetzung des Öls

Die Hauptduftstoffe des Eukalyptusöls sind Eucalyptol und α-Terpineol, die die Atemwege öffnen und so das Atmen erleichtern. Seine entspannende Wirkung macht Eukalyptusöl zu einem idealen Massageöl.

Anwendung und Wirkung

- Geben Sie einige Tropfen des Öls mit Wasser in einen Zerstäuber und fügen Sie nach Belieben noch dieselbe Menge Zitronen- oder Pfefferminzöl hinzu. Wischen Sie damit die Oberflächen in Küche oder Badezimmer ab.
- Geben Sie beim Duschen einige Tropfen des Öls in Ihre Hände und atmen Sie den vitalisierenden Duft tief ein.
- Geben Sie 3 bis 4 Tropfen als Raumparfüm in eine Duftschale.
- Mischen Sie 1 bis 2 Tropfen Eukalyptus- mit etwas Kokosöl; das ergibt ein entspannendes Massageöl.

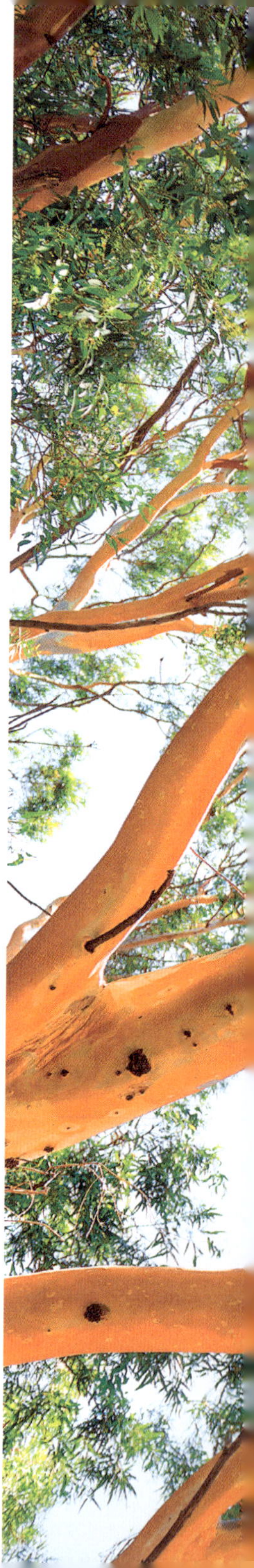

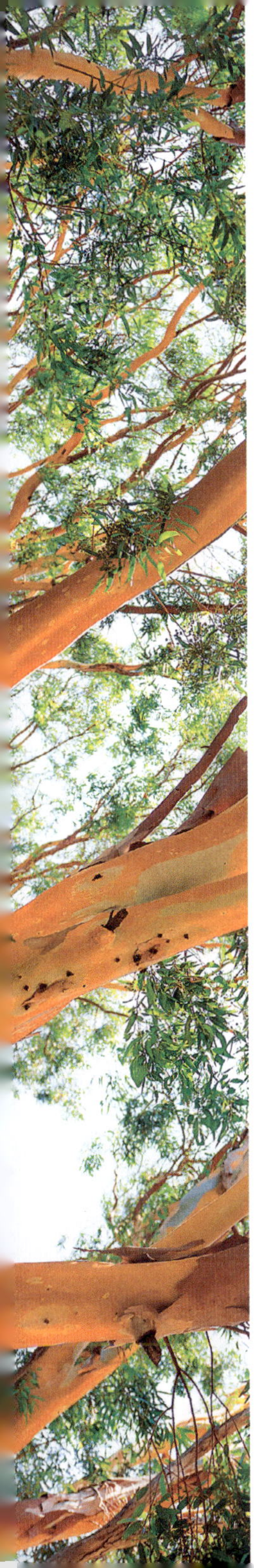

HIBA-LEBENSBAUM

Mit seinem kräftigen, holzigen Duft, der dem des Zedernöls ähnelt, wird das Öl des Hiba-Lebensbaums schon lange für seine antibakteriellen Eigenschaften geschätzt. Zudem kann es effektiv Insekten abwehren. Unsere jüngsten Experimente haben gezeigt, dass es darüber hinaus auch sehr wirksam zur Entspannung beitragen kann.

Pflanzenbeschreibung

Der Hiba-Lebensbaum *(Thujopsis dolabrata)*, ein Nadelbaum, hat seine Heimat in Japan, wo er als Asunaro bekannt ist. Man findet ihn häufig in Gärten oder in der Nähe von Tempeln.

Chemische Zusammensetzung des Öls

Die drei Hauptbestandteile des Hibaöls sind Thujopsen, Hinokitiol und β-Dolabrin. Hinokitiol ist für seine pilz-, bakterien- und virenbekämpfenden sowie seine entzündungshemmenden Eigenschaften bekannt.

Anwendung und Wirkung

- 3 bis 4 Tropfen im Badewasser heben nach einem langen Arbeitstag die Stimmung.
- Als Raumparfüm in Wohnung, Büro oder Auto hält das Öl unschöne Gerüche in Schach und mindert Stress und Angst.
- Einige Tropfen mit einer Trägersubstanz wie Kokosöl vermischt lindern Entzündungen bei Ekzemen oder Psoriasis.
- Einige Tropfen mit Wasser in einem Zerstäuber vermischt wehren Insekten und töten Bakterien ab.

SIBIRISCHE TANNE

Das Öl der Sibirischen Tanne besitzt einen erfrischenden, kiefernartigen und sehr aromatischen Duft und hilft so dabei, emotionales Gleichgewicht zu erlangen und Ängste zu vertreiben. Es ist für seine beruhigenden und entspannenden Eigenschaften bekannt.

Pflanzenbeschreibung

Die Sibirische Tanne *(Abies sibirica)*, ein großer, schlanker, immergrüner Nadelbaum, ist in Russland und Kanada heimisch. Der ausgesprochen widerstandsfähige, winterharte Baum verträgt Temperaturen von bis zu –50 °C.

Chemische Zusammensetzung des Öls

Die Sibirische Tanne hat einen hohen Gehalt an Essigsäurebornylester, der zur physiologischen Entspannung beiträgt.

Anwendung und Wirkung

- Einige Tropfen mit einem neutralen Massageöl vermengt beruhigen die Haut und entspannen insgesamt.
- 3 bis 4 Tropfen in einer Duftschale erleichtern das Atmen, beruhigen die Emotionen und wirken erdend.
- Das Öl der Sibirischen Tanne hilft, in schwierigen Zeiten zu Hause oder am Arbeitsplatz Stress zu reduzieren. Verreiben Sie einige Tropfen davon in den Handflächen und atmen Sie den Duft tief ein.
- Mischen Sie 1 bis 2 Tropfen des Öls mit etwas Kokosöl, um kleinere Hautirritationen zu lindern.

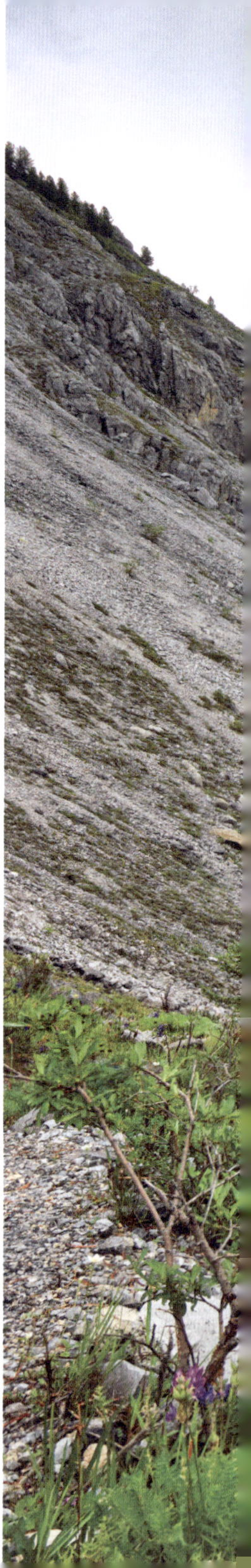

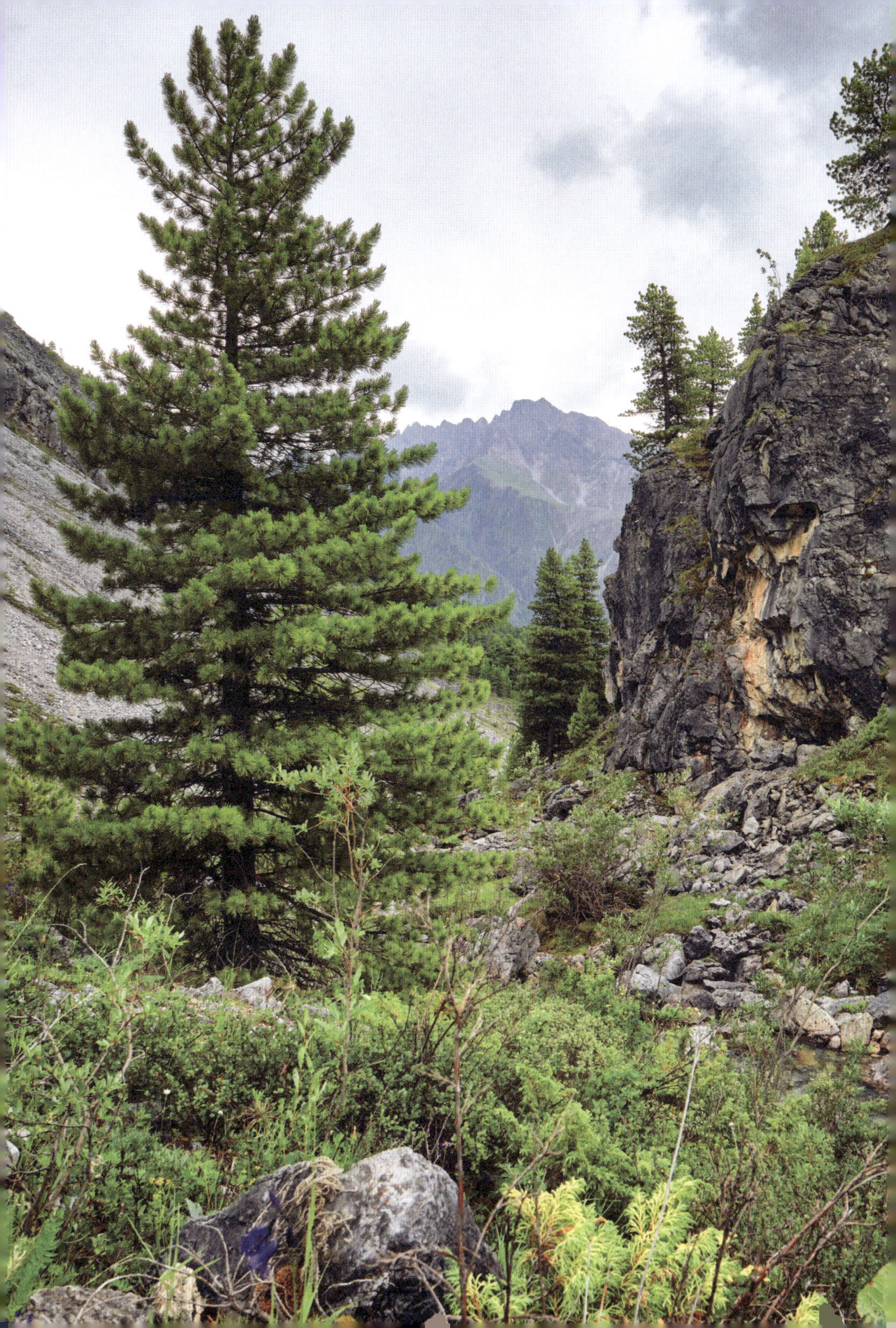

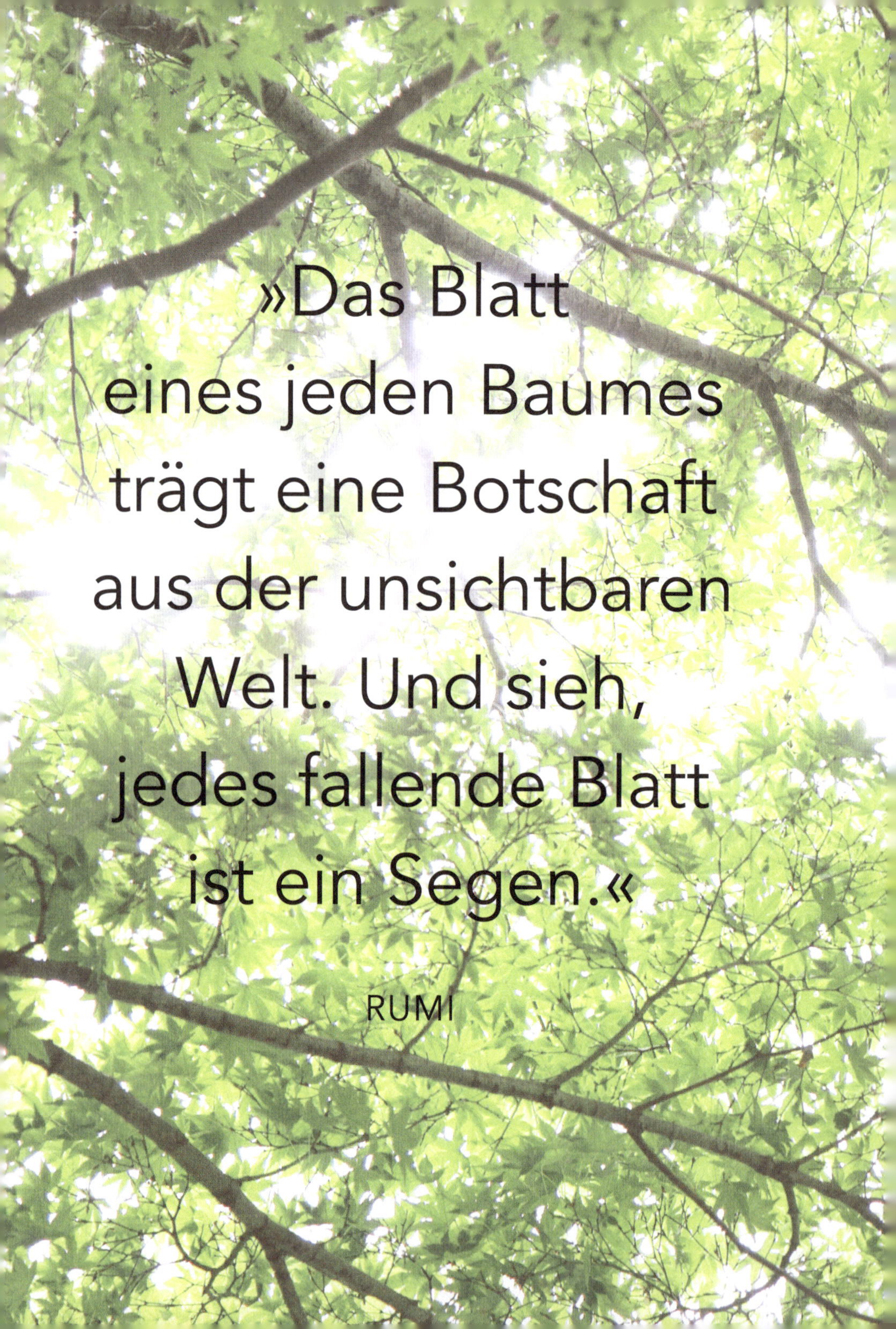

»Das Blatt
eines jeden Baumes
trägt eine Botschaft
aus der unsichtbaren
Welt. Und sieh,
jedes fallende Blatt
ist ein Segen.«

RUMI

KAPITEL 5

Wissen-schaftliche Hintergründe

自然セラピーの科学的背景

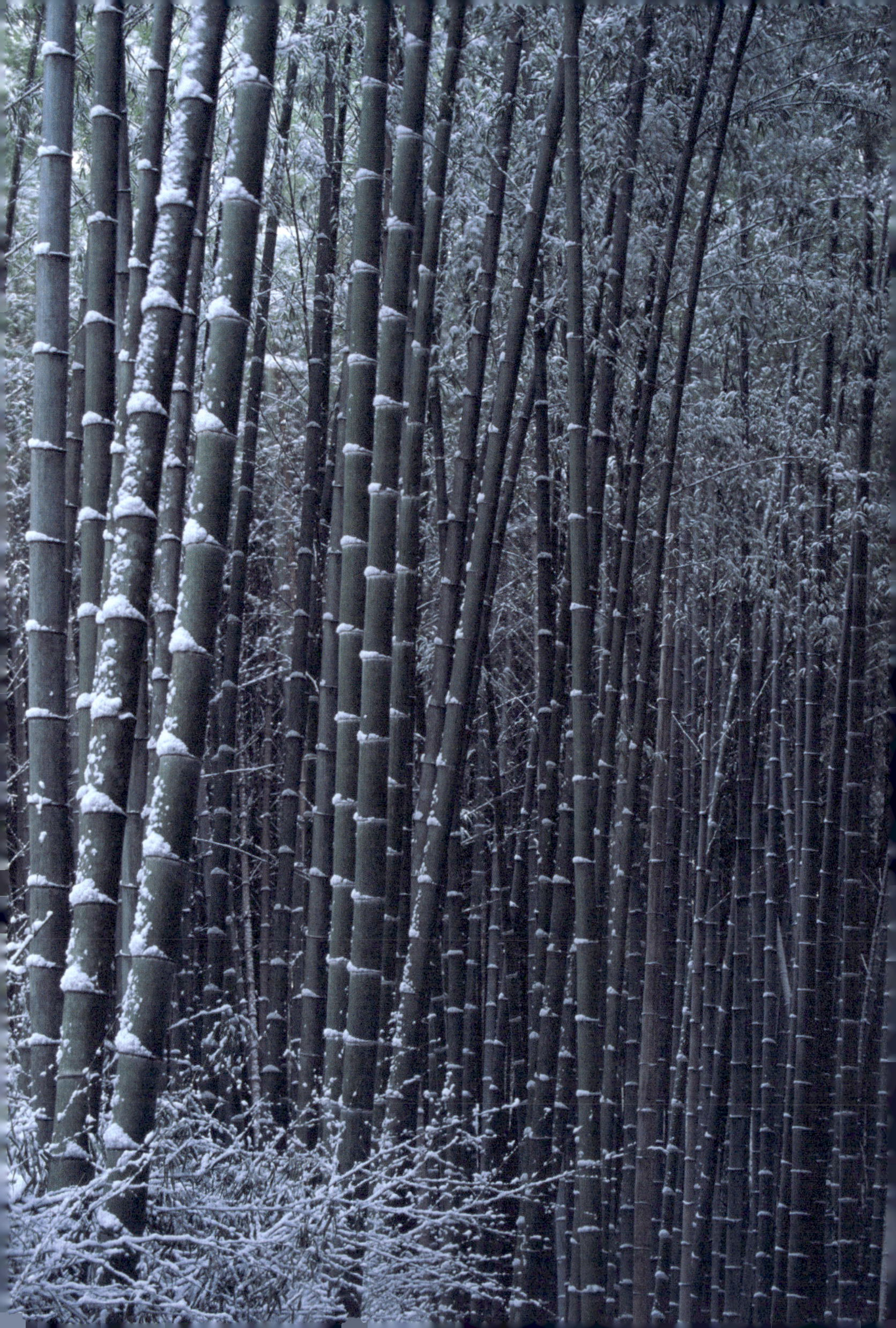

Da sich unser Körper im Laufe von Millionen von Jahren im Zuge der Evolution an die Natur angepasst hat, synchronisieren wir uns auch heute noch automatisch mit ihr. In der Natur fühlen wir uns wohl, der Körper ist entspannt. Die meisten Menschen wissen dies intuitiv, doch seit Kurzem liegen dafür auch wissenschaftliche Beweise vor. Inzwischen gibt es entsprechende Messtechniken, früher wurde der Entspannungseffekt rein anhand von Fragebögen gemessen. Was früher also nur subjektiv beobachtet werden konnte, ist heute objektivierbar.

Heute ist die Wissenschaft in der Lage, die physiologischen Wirkungen von Naturtherapien auf unseren Körper viel präziser zu messen als noch vor wenigen Jahren, und so tauchen allmählich immer mehr neue und aufschlussreiche Ergebnisse auf. In diesem Kapitel wird erläutert, wie Stress im menschlichen Körper gemessen werden kann. Zudem stelle ich Ihnen einige meiner Forschungsergebnisse zu Naturtherapien vor.

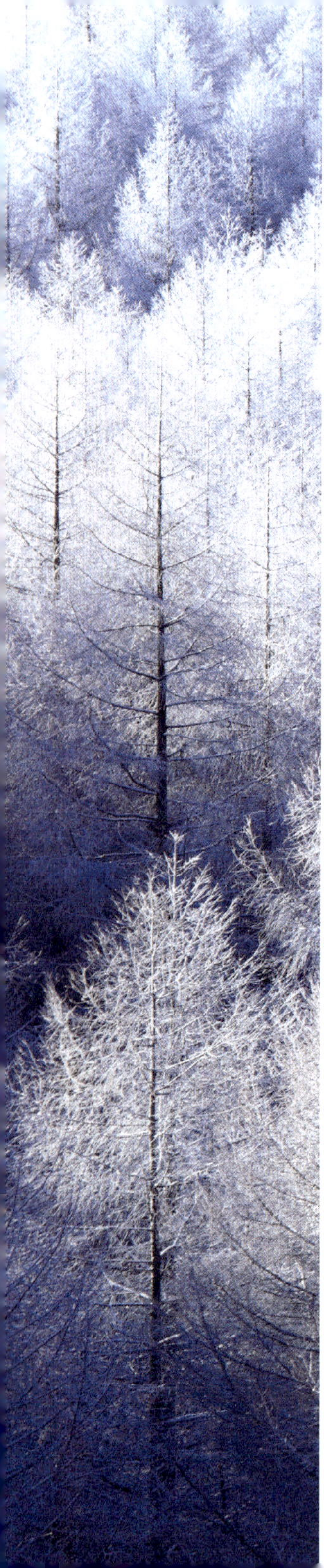

Wie kann Stress gemessen werden?

Um die entspannenden Wirkungen der Natur beurteilen zu können, müssen wir ganz präzise messen können, wie gestresst oder entspannt der Körper zu einem bestimmten Zeitpunkt ist. Es gibt insgesamt vier Hauptindikatoren für Stress bzw. Entspannung im menschlichen Körper:

- Die Hirnaktivität: Je entspannter der Körper, desto geringer ist die Hirnaktivität.
- Die Aktivität des vegetativen Nervensystems: Je höher der Stress, desto aktiver das sympathische Nervensystem und desto geringer die Aktivität des parasympathischen Nervensystems.
- Stressmarker im Speichel: Steigt der Stress, steigt auch der Spiegel dieser Stressmarker.
- Die Immunaktivität: Steigt der Stress, nimmt die Aktivität der natürlichen Killerzellen (NK-Zellen) im Körper ab.

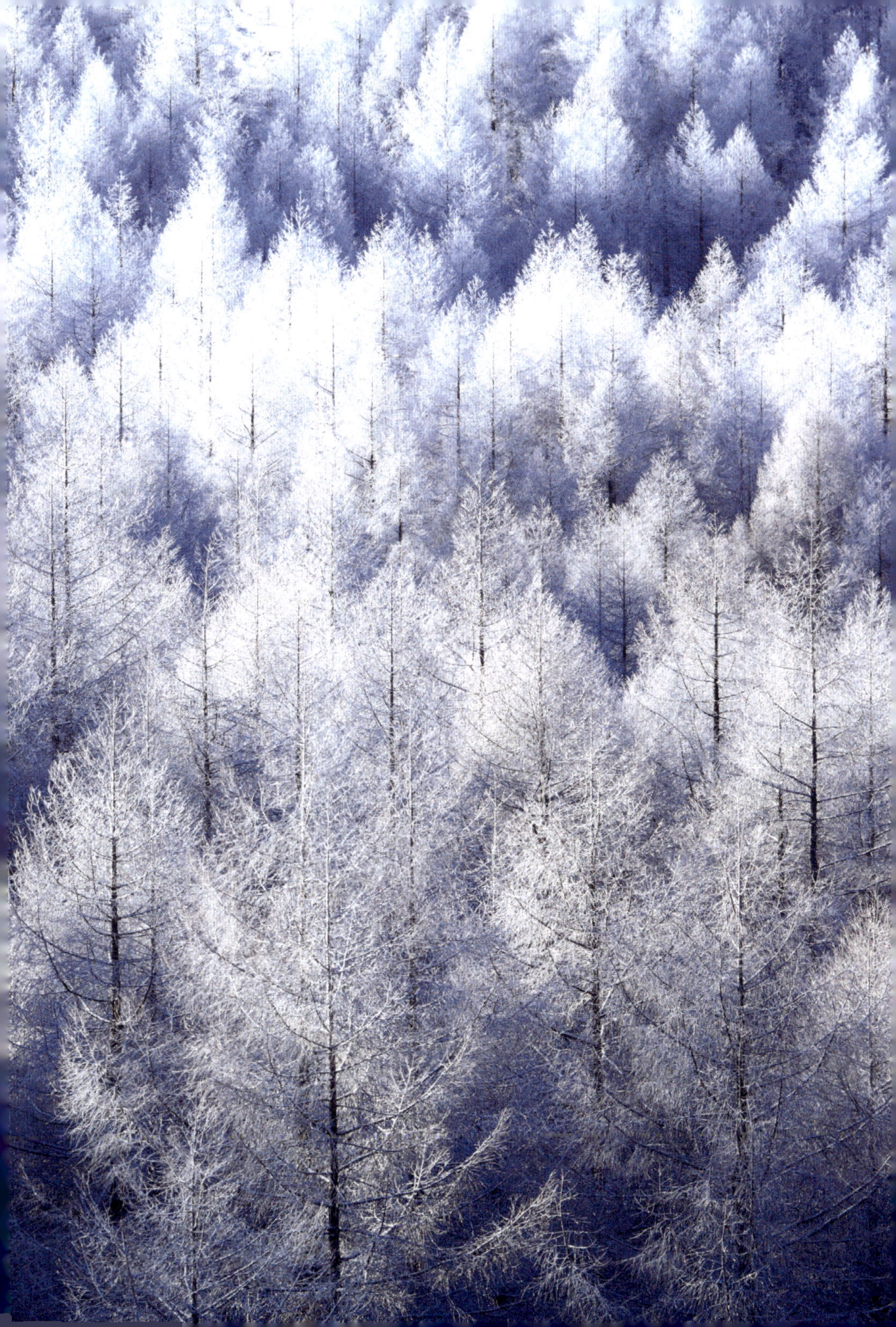

DIE HIRNAKTIVITÄT MESSEN

Wir wissen, dass sich die Aktivität im präfrontalen Bereich des Gehirns verringert, wenn wir entspannt sind. Da das Gehirn für seine Tätigkeit Sauerstoff braucht und Sauerstoff über das Hämoglobin im Blut dorthin transportiert wird, wo er benötigt wird, kann man die Hirnaktivität messen, indem man die Konzentration sauerstoffreichen Hämoglobins im Gehirn misst.

In der Naturtherapieforschung stellt eine der besten Methoden zur Messung der Hämoglobinkonzentration die Nahinfrarotspektroskopie (NIRS) dar. Dabei wird mit rötlichem Nahinfrarotlicht durch die Stirn in das Gehirn geleuchtet. Dann wird gemessen, wie viel Licht vom Hämoglobin im Blut absorbiert wird, was wiederum die Hämoglobinkonzentration und damit den Grad der Hirnaktivität anzeigt.

Wissenschaftler haben ein kleines, leichtes und tragbares NIRS-Gerät entwickelt, mit dem man auch direkt bei einer Therapiesitzung im Wald messen kann. Es müssen zwar Sensoren an den Schläfen des Probanden angebracht werden, doch dauert die ganze Prozedur nur etwa 20 Sekunden und stört den Ablauf der Sitzung deshalb kaum.

Zudem kann die Hirnaktivität mittels zeitaufgelöster Spektroskopie (TRS) gemessen werden. Der Vorteil: eine absolute Messung der Hirnaktivität. Im Gegensatz dazu wird z. B. bei einer NIRS nur die Zu- oder Abnahme der Hirnaktivität während der Zeit gemessen, in der die Sensoren in Position sind. Eine Vergleichsmöglichkeit zur nächsten Sitzung gibt es nicht, es kann also kein Verlauf der Hirnaktivität über einen Zeitraum von Tagen oder Wochen beobachtet werden. Dies hingegen ist mit der zeitaufgelösten Spektroskopie möglich.

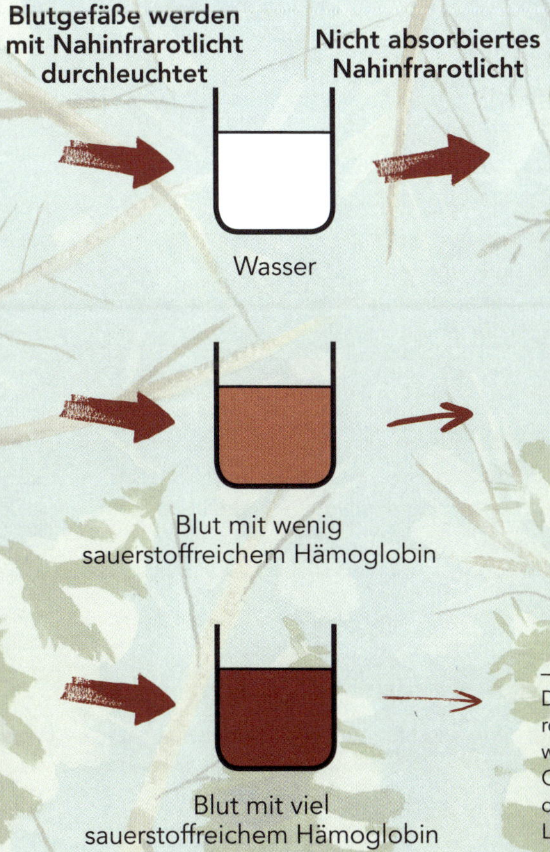

Das Prinzip der Nahinfrarotspektroskopie. Dabei werden die Blutgefäße im Gehirn mit rötlichem Licht durchleuchtet. Wie viel Licht vom Blut absorbiert wird, zeigt die Konzentration sauerstoffreichen Hämoglobins und damit die Aktivität in diesem Bereich des Gehirns an.

DIE AKTIVITÄT DES VEGETATIVEN NERVENSYSTEMS MESSEN

Wir wissen, dass sich die Aktivität unseres parasympathischen Nervensystems erhöht, wenn wir entspannt sind, während sich die des sympathischen Nervensystems erhöht, wenn wir unter Stress stehen. Deshalb gibt die Aktivität in diesen beiden Bereichen Aufschluss darüber, wie gestresst oder entspannt wir sind, und gemessen wird dies anhand der Herzfrequenz.

Unser Herz schlägt bei Weitem nicht regelmäßig, tatsächlich variiert der Abstand zwischen zwei Herzschlägen. Die Analyse dieser Abweichungen lässt Rückschlüsse auf die Aktivität des Parasympathikus und des Sympathikus zu. Diese Methode wird als Herzfrequenzvariabilität (HRV, von englisch *heart rate variability*) bezeichnet; mit ihr lassen sich Entspannung und Stress im menschlichen Körper relativ sensibel messen.

Meist wird die HRV mittels eines Geräts gemessen, das Pulswellen in den Blutgefäßen der Finger verzeichnet. Die Intervalle zwischen den Pulswellen spiegeln die Intervalle zwischen den Herzschlägen. Eine sehr einfache Messmethode, da dabei lediglich die Fingerspitzen auf das Gerät gelegt werden müssen.

In der Vergangenheit konnte die Aktivität des vegetativen Nervensystems nur mit den traditionellen Methoden der Blutdruck- und der Herzfrequenzmessung (Puls) bestimmt werden, beide Methoden aber zeigen nur die kombinierte Aktivität des Parasympathikus und des Sympathikus. Hier ist die HRV weitaus nützlicher, da beide Dinge separat gemessen werden können. In der Naturtherapieforschung bedienen wir uns aller drei Indikatoren, um ein klareres Bild zu bekommen: der HRV, des Blutdrucks und der Herzfrequenz (Puls).

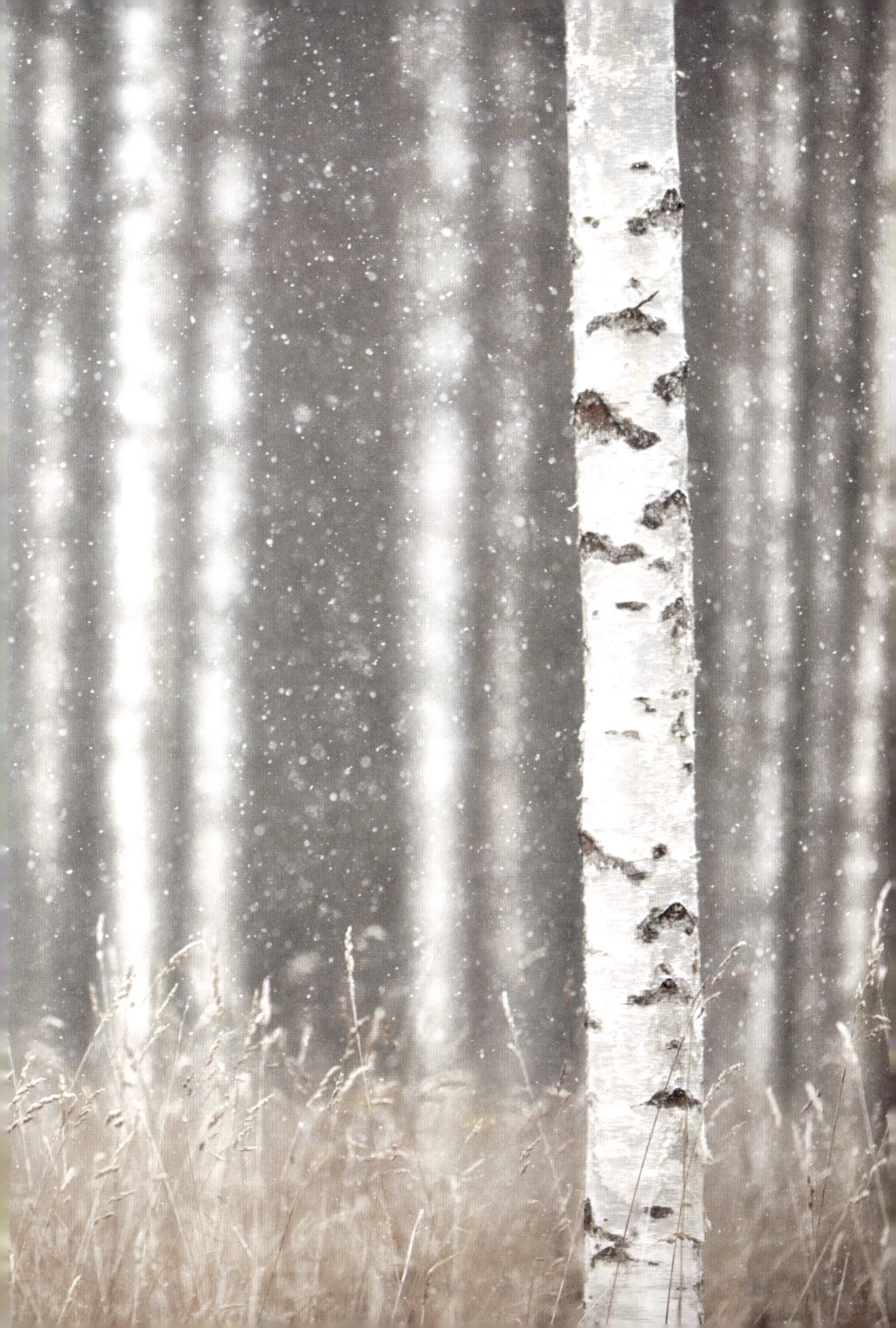

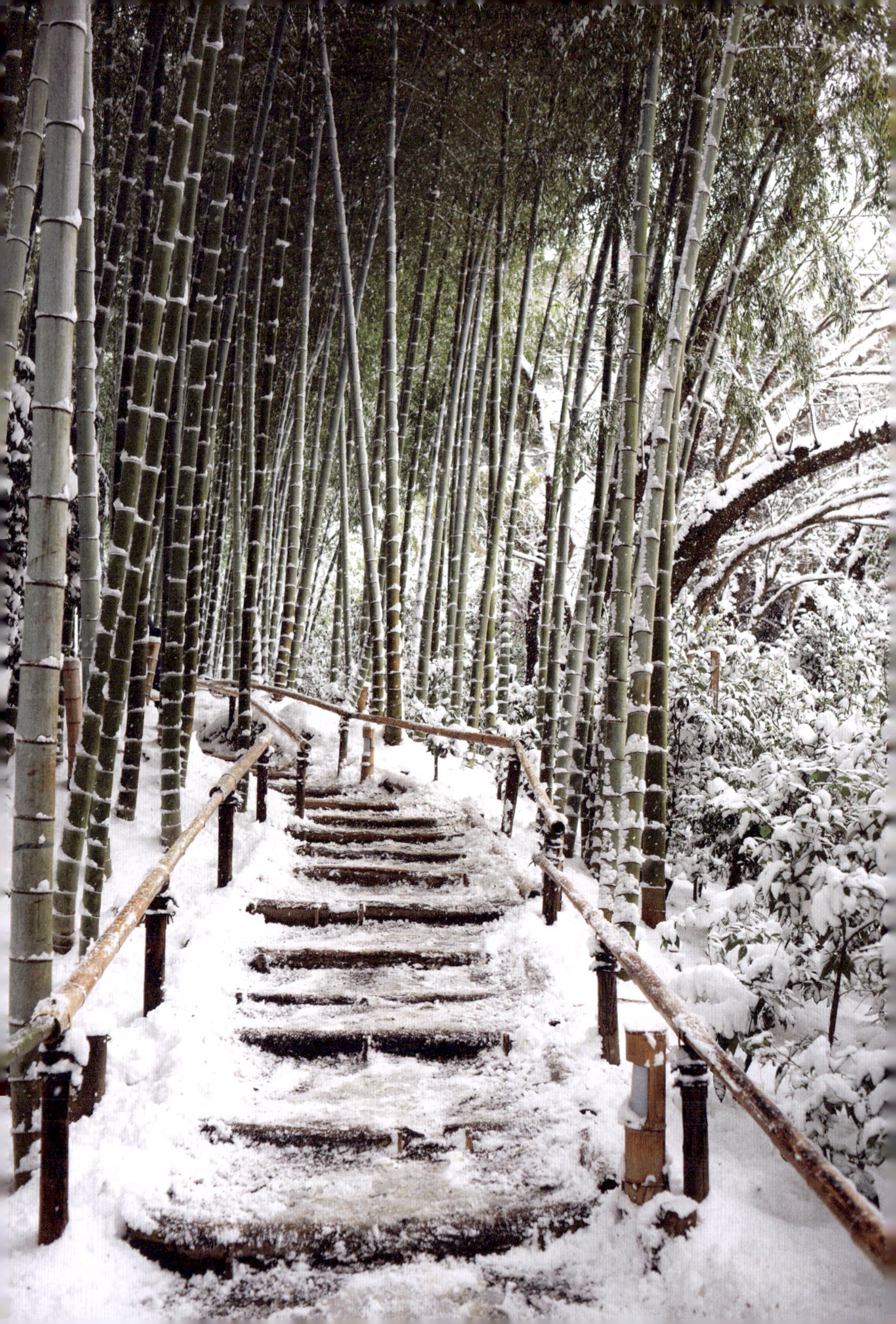

STRESSMARKER IM SPEICHEL MESSEN

In stressigen Zeiten schütten unsere Nebennieren das Hormon Cortisol aus. Wie hoch der Cortisolspiegel im Körper ist, kann im Speichel gemessen werden – ein guter Indikator dafür, wie gestresst wir sind. Das Enzym α-Amylase findet sich sowohl im Speichel als auch im Pankreassaft, einem Sekret der Bauchspeicheldrüse, das die Stärke in der Nahrung in kleinere Bestandteile zerlegt. Mittlerweile hat man herausgefunden, dass auch die Konzentration von α-Amylase im Speichel den Grad an Aktivität des Sympathikus widerspiegelt. Beide Substanzen gelten demnach als Stressindikatoren; sie können sowohl im Labor als auch in Feldversuchen mittels Speicheltest nachgewiesen werden. Dennoch muss man bei diesen Daten Vorsicht walten lassen. Der Cortisolspiegel etwa variiert im Laufe des Tages – um Vergleiche ziehen zu können, muss er also immer zur selben Tageszeit gemessen werden. Beim Messen der α-Amylase bedient man sich außerdem einer Enzymreaktion, die von der Temperatur beeinflusst wird: Ist die Temperatur niedriger, fällt auch das Ergebnis niedriger aus. Das muss beim Messen also ebenfalls berücksichtigt werden.

DIE IMMUNFUNKTION MESSEN

Die natürlichen Killerzellen (NK-Zellen) gehören zu den Lymphozyten; die weißen Blutkörperchen spielen eine maßgebliche Rolle in unserem Immunsystem. Sie stehen in der körpereigenen Abwehr an vorderster Front, schützen uns vor Tumoren und bekämpfen Infektionen. Wir wissen, dass der Grad an Aktivität dieser Zellen in einem direkten Zusammenhang mit dem Grad an Stress oder Entspannung in unserem Körper steht. Steigt der Stress, nimmt die Aktivität der NK-Zellen ab, was unsere Fähigkeit, Infektionen oder Tumorzellen zu bekämpfen, negativ beeinflusst.

Die natürlichen Killerzellen sind ein guter Indikator, wenn es zu klären gilt, wie Naturtherapien die Immunfunktion bei Probanden verbessern, deren Immunsystem durch Stress beeinträchtigt ist. Der NK-Zellen-Spiegel wird mittels eines Bluttests gemessen, was sich natürlich relativ schwierig gestaltet, wenn der Proband im Wald oder in der Stadt unterwegs ist.

FELD- UND LABORVERSUCHE

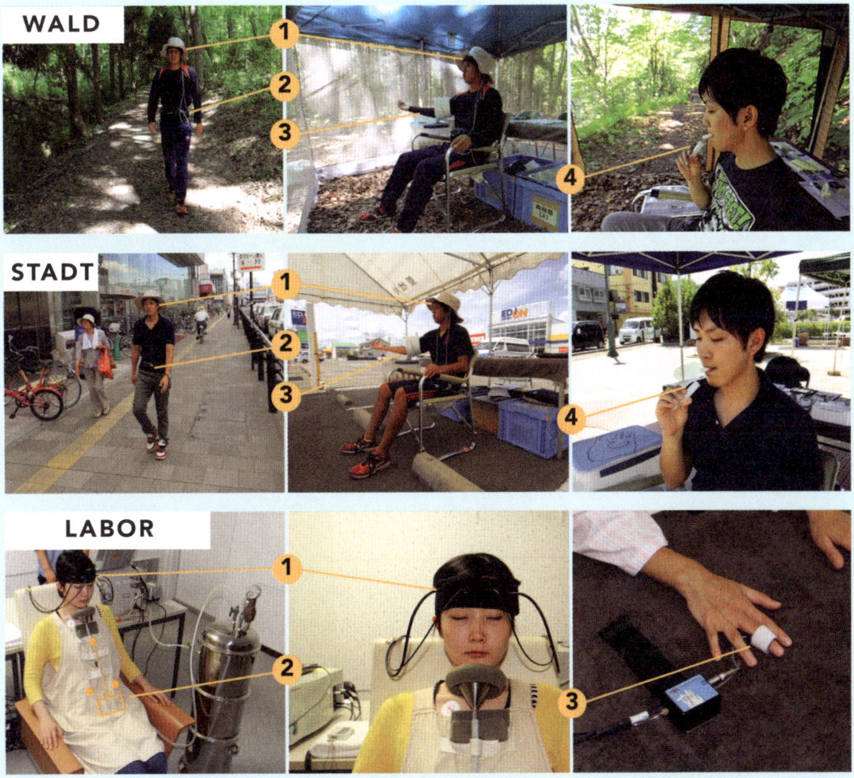

1. Sensoren zur Messung der präfrontalen Hirnaktivität
2. Gerät zur Messung der Herzfrequenz und der HRV, verzeichnet die Aktivität des vegetativen Nervensystems
3. Blutdruckmessung
4. Speichelprobe zur Messung des Cortisolspiegels

FORSCHUNG IN AKTION

Die Fotos oben zeigen, wie Daten im Labor und im Feldversuch gesammelt werden, sowohl in der Stadt als auch im Wald. Die Feldgeräte wurden aufgrund ihrer Praxistauglichkeit ausgewählt und weil sich der Proband mit ihnen frei bewegen kann.

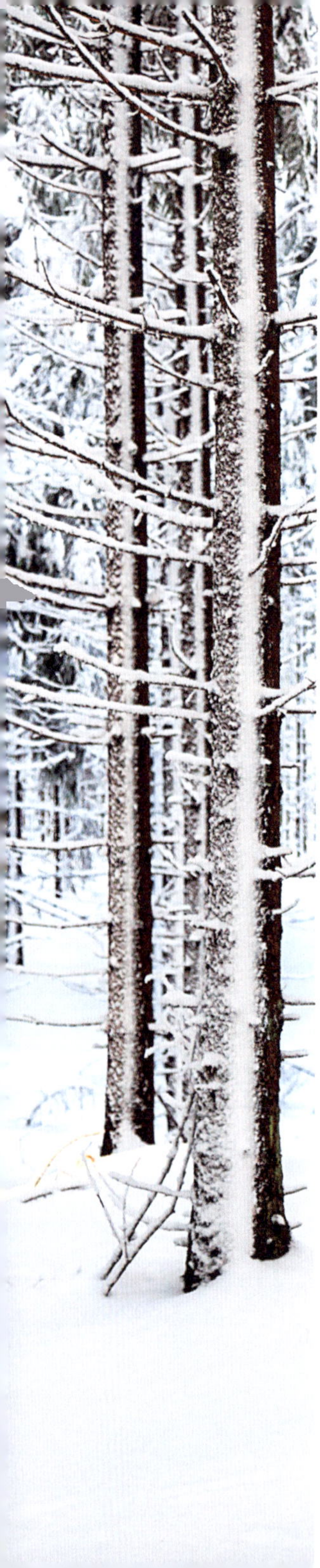

Waldtherapie-forschung

Zwischen 2005 und 2017 fand ein gemeinsames Forschungsprojekt des Center for Environment, Health and Field Sciences an der Universität Chiba und des Forestry and Forest Products Research Institute statt, das sich den physiologischen und psychologischen Auswirkungen der Waldtherapie widmete.

Zunächst verschafften wir uns einen Überblick über den bisherigen Forschungsstand weltweit, zu den physiologischen Auswirkungen von Wäldern konnten wir jedoch nichts finden. So mussten wir unsere Experimente völlig neu konzipieren. Ich dachte ganze zwei Monate lang intensiv über den schlüssigsten Versuchsaufbau nach und ging die Experimente immer wieder im Kopf durch.

Erst einmal musste ein Ort gefunden werden, an dem wir unsere Experimente durchführen konnten. Um die Wirkungen des Shinrin Yoku zu spezifizieren, mussten wir die Ergebnisse mit etwas vergleichen – wir entschieden uns für die städtische Umgebung, in der die Hälfte der Weltbevölkerung heute lebt.

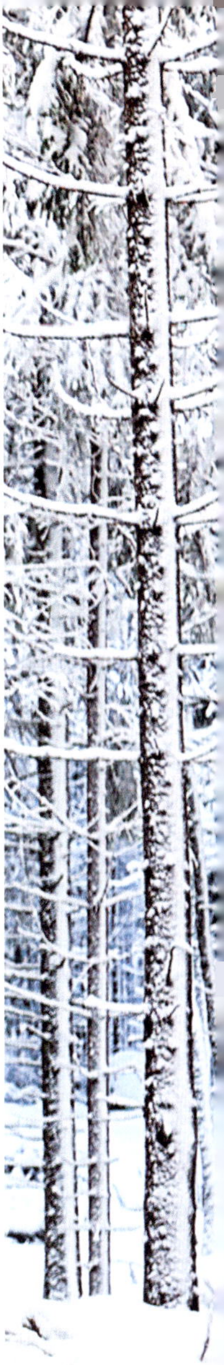

EXPERIMENT 1: FUNKTIONIERT DIE WALDTHERAPIE?

Wir führten die Experimente in 63 Wäldern in ganz Japan durch, von Okinawa bis nach Hokkaido. Die gleiche Versuchsanordnung stellten wir in städtischen Umfeldern in der Nähe auf; sie diente uns als Kontrollexperiment. Japan ist ein langes, schmales Land, das sich von Norden nach Süden erstreckt und über typische Wälder verfügt, die von Region zu Region variieren. Deshalb war die Auswahl der Versuchsorte auch so extrem wichtig. Wir wählten Wälder, die für die jeweilige Region charakteristisch sind, und inspizierten die Gegend zwei Mal, bevor wir mit den Experimenten begannen, um die Orte noch näher einzugrenzen. An den Experimenten waren in jeder Region 20 Wissenschaftler und zwölf Probanden beteiligt, und da sie im Wald und in der Stadt gleichzeitig stattfinden sollten, war eine gute Vorbereitung entscheidend.

Die Probanden

In jeder Region nahmen jeweils zwölf japanische Universitätsstudenten an den Experimenten teil; keiner von ihnen rauchte und keiner nahm zum Zeitpunkt der Experimente irgendwelche Medikamente. Insgesamt belief sich die Zahl auf 756 Probanden, 684 Männer und 72 Frauen. Wir teilten die Gruppen jeweils in zwei Hälften auf: Am ersten Tag gingen sechs Probanden in den Wald und die anderen sechs in die Stadt, am zweiten Tag wechselten sie als Gegenprobe die Versuchsorte.

Was wurde getestet?

Die Probanden verbrachten jeweils 15 Minuten am Vormittag damit, spazieren zu gehen, und 15 Minuten am Nachmittag damit, sich einfach hinzusetzen und die Gegend zu betrachten. Dabei nahmen wir folgende Messungen vor:

- Aktivität des vegetativen Nervensystems mittels HRV (siehe S. 134)
- Pulsfrequenz (siehe S. 134)
- Blutdruck (siehe S. 134). Der Blutdruck besteht aus zwei Zahlen, beispielsweise 120/80. Die erste Zahl bezeichnet den systolischen Blutdruck – der höchste Druck, der entsteht, wenn das Herz das Blut durch den Körper pumpt. Die zweite Zahl bezeichnet den diastolischen Blutdruck – der niedrigste Druck, der entsteht, wenn sich das Herz zwischen den Schlägen erholt.
- Cortisol als Stressmarker im Speichel der Probanden (siehe S. 137)
- Subjektives Gefühl der Probanden, ermittelt durch eine Reihe von Fragen

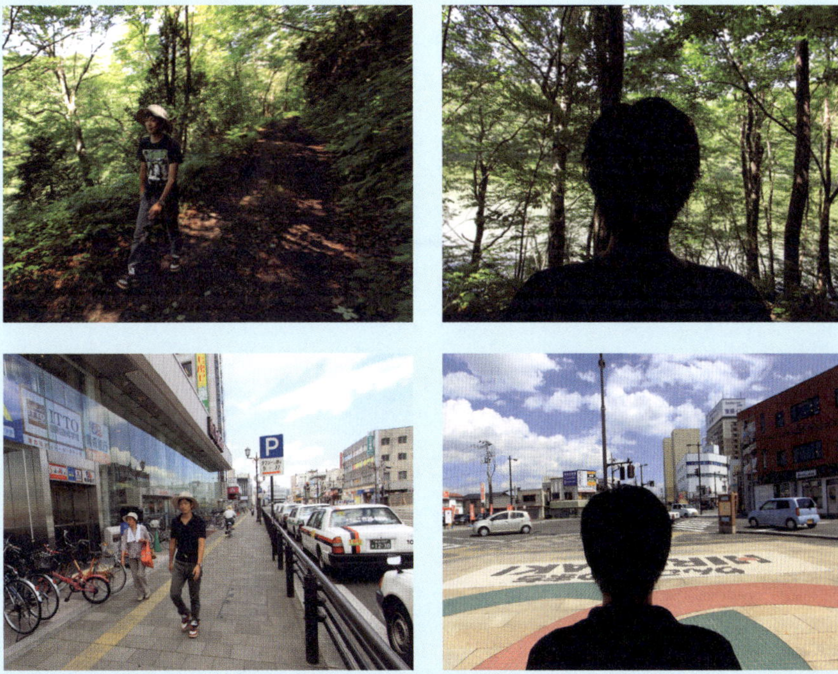

Die Probanden sollten am Vormittag ganz langsam durch den Wald oder die Stadt gehen (links) und sich am Nachmittag einfach die Gegend ansehen (rechts). Am nächsten Tag wurden die Versuchsorte gewechselt.

Der Ablauf

Wir versammelten die zwölf Probanden am Tag vor den Experimenten und ließen sie sich sowohl den Wald als auch die Stadt vorher ansehen. Neue Situationen können unerwartete körperliche Reaktionen auslösen, und das wollten wir vermeiden. Bei dieser Gelegenheit erklärten wir ihnen auch den Ablauf der Experimente. Dann brachten wir die Probanden in ein Hotel, wo sie alle das Gleiche zu Abend aßen und über Nacht auf ihrem jeweiligen Zimmer blieben.

Am nächsten Tag wurden sie um 06:00 Uhr geweckt und noch vor dem Frühstück diversen Tests zur Bestimmung des Stresspegels unterzogen. Anschließend wurden sie mit dem Bus – die Fahrt dauerte bei beiden Gruppen jeweils ein bis zwei Stunden – zu einem Wartebereich in einem Wald oder in einer Stadt gebracht. Am nächsten Tag tauschten die Probanden den Versuchsort, um sicherzustellen, dass die Ergebnisse nicht durch die Versuchsanordnung verfälscht wurden. Manchmal reagieren Menschen auf die gleiche Situation unterschiedlich, je nachdem ob sie sie das erste oder ein wiederholtes Mal erleben. Hätten wir also z. B. alle Probanden zuerst im Wald und dann in der Stadt getestet, hätten wir die Ergebnisse nicht auf die Umgebung allein zurückführen können.

Zudem variieren die physiologischen Indikatoren zu verschiedenen Tageszeiten, was wir bei der Planung ebenfalls zu berücksichtigen hatten. Deshalb musste sich jeder Proband den Experi-

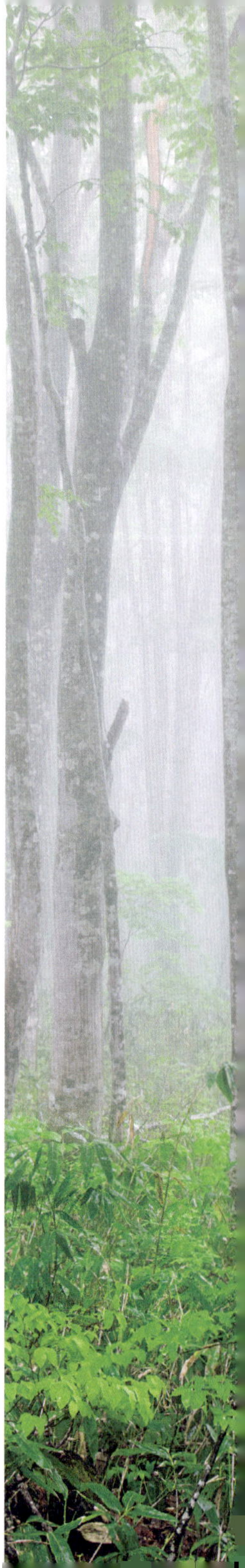

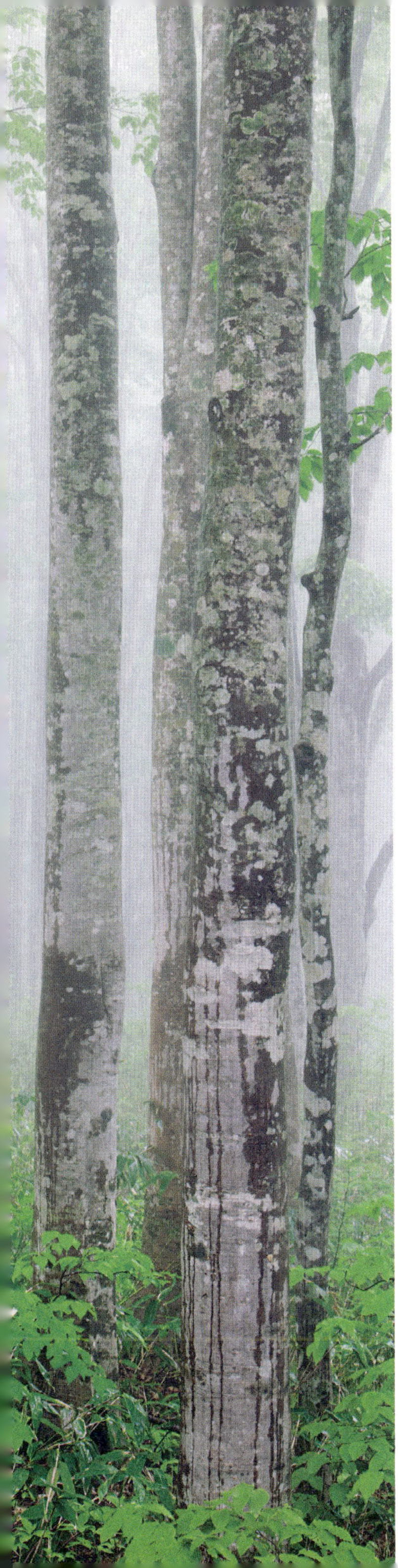

menten in der gleichen Reihenfolge und zur gleichen Tageszeit unterziehen.

Die Experimente zum Spazierengehen fanden vormittags statt; jeder Proband musste 15 Minuten gehen, alle in der gleichen Geschwindigkeit – sowohl im Wald als auch in der Stadt –, damit die Anstrengung bei allen die gleiche war. Vor und nach den Spaziergängen maßen wir Puls, Blutdruck und Cortisolkonzentration im Speichel. Während der Spaziergänge wurde in einminütigen Abständen die HRV gemessen, um die Aktivität des Sympathikus und Parasympathikus aufzuzeigen. Am Nachmittag fanden die 15-minütigen Experimente zum Sitzen und Betrachten der Umgebung unter den gleichen Bedingungen statt.

Anschließend kehrten die Probanden in ihr Hotel zurück, aßen wieder alle die gleiche Mahlzeit und gingen früh zu Bett. Außer dem Essen und den Getränken, die wir vorbereitet hatten, durften die Probanden nichts zu sich nehmen. Regnete es, sagten wir die Experimente ab und verschoben sie auf einen anderen Tag.

All diesen Aufwand betrieben wir, um sicherzustellen, dass jegliche Unterschiede in den Ergebnissen der beiden Gruppen allein der unterschiedlichen Umgebung – Wald oder städtisches Umfeld – geschuldet waren.

Die Ergebnisse

Mit unseren Experimenten konnten wir zeigen[8–30], dass die Probanden im Wald die folgenden physiologischen Veränderungen aufwiesen:

- Verringerung der sympathischen Nervenaktivität, die sich unter Stress bekanntlich erhöht
- Zunahme der parasympathischen Nervenaktivität, was bekanntlich geschieht, wenn wir uns entspannen
- Senkung des Blutdrucks
- Verringerte Pulsfrequenz
- Niedrigere Konzentration des Stresshormons Cortisol

Damit ist belegt, dass die Waldtherapie zur Entspannung des Organismus beiträgt.

Dazu passten auch die Informationen aus den Fragebögen zum subjektiven Befinden der Probanden. Sie berichteten von:

- Gesteigertes Gefühl des Wohlbefindens
- Größere innere Ruhe
- Gefühl des Erfrischtseins
- Verbesserung des emotionalen Zustands
- Verminderte Angstgefühle

Ergebnisse der Experimente zum Spazierengehen und reinen Sitzen

Die Tabelle unten zeigt die Ergebnisse von 24 der ausgewählten Versuchsorte und stellt die Messungen bei den Experimenten zum reinen Sitzen denen bei den Experimenten zum Spazierengehen im Wald gegenüber.[10] Der Pfeil vor den Prozentangaben bezieht sich auf den Vergleich zwischen Wald und Stadt. Ein Beispiel: Im Vergleich zur selben Tätigkeit in der Stadt ist die Cortisolkonzentration im Wald insgesamt um 13,4 % niedriger.

	Reines Sitzen (Wald)	Spazierengehen (Wald)
Cortisolkonzentration (im Speichel)	↓ 13,4 %	↓ 15,8 %
Pulsfrequenz	↓ 6,0 %	↓ 3,9 %
Systolischer Blutdruck	↓ 1,7 %	↓ 1,9 %
Diastolischer Blutdruck	↓ 1,6 %	↓ 2,1 %
Aktivität Parasympathikus	↑ 56,0 %	↑ 102,0 %
Aktivität Sympathikus	↓ 18,0 %	↓ 19,4 %

Die Ergebnisse zeigen, dass sich der Organismus entspannt, wenn wir Zeit im Wald verbringen.

EXPERIMENT 2: MESSUNG DER HIRNAKTIVITÄT

Die Experimente zur Messung der Hirnaktivität führten wir mittels einer zeitaufgelösten Version der Nahinfrarotspektroskopie[9] (siehe S. 132) durch. Die Versuchsanordnung war dieselbe wie die oben beschriebene.

Die Probanden

Wir testeten zwölf männliche Probanden mit einem Durchschnittsalter von 22,8 Jahren.

Was wurde getestet?

Wie zuvor übernachteten die Probanden in Einzelzimmern in einem Hotel vom Tag vor Beginn bis zum Abschluss der Experimente. Auch sie aßen alle die gleiche Mahlzeit. Fünfmal am Tag wurde die präfrontale Hirnaktivität der Probanden gemessen, das erste Mal vor dem Frühstück an Tag 1 noch im Hotel. Anschließend wurden die Probanden in zwei Gruppen aufgeteilt: Eine wurde in einen Wald, die andere in eine städtische Umgebung gebracht. Das zweite Mal wurde vor, das dritte Mal nach einem 20-minütigen Spaziergang gemessen. Die vierte Messung fand vor, die fünfte schließlich nach den 20 Minuten statt, in denen die Probanden einfach dasaßen und die Umgebung betrachteten.

Die Ergebnisse

Sowohl beim Spazierengehen als auch beim reinen Sitzen im Wald verringerte sich die Hirnaktivität der Probanden – ein Anzeichen dafür, dass sich der Organismus entspannte. Unser im Jahr 2007 durchgeführtes Experiment war weltweit das erste, das eine Beruhigung der präfrontalen Hirnaktivität während der Waldtherapie aufzeigte.

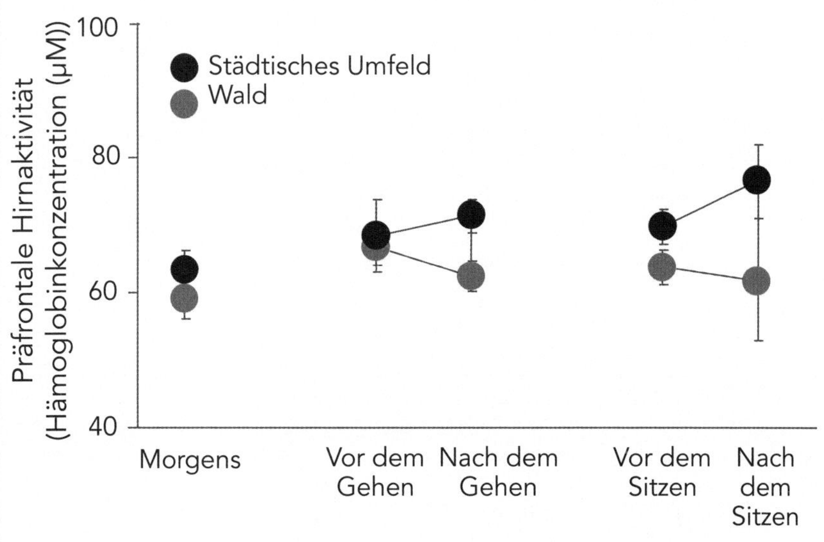

Die Ergebnisse dieser Experimente legen nahe, dass wir uns körperlich entspannen, wenn wir Zeit im Wald verbringen. Indikator dafür ist die Abnahme der Hirnaktivität.

EXPERIMENT 3: AUSWIRKUNGEN DER WALDTHERAPIE AUF MÄNNER MIT BLUTHOCHDRUCK

Als Nächstes erforschten wir die Auswirkungen einer Waldtherapiesitzung auf männliche Probanden mit erhöhten Blutdruckwerten.[15] Wir führten das Experiment in einem Wald in Agematsu in der Präfektur Nagano zwischen 10:30 und 15:05 Uhr durch.

Die Probanden

Die Gruppe der Probanden bestand aus neun Männern mit nachgewiesenem Bluthochdruck und einem Durchschnittsalter von 56 Jahren.

Was wurde getestet?

Am Ende der Waldtherapiesitzung nahmen wir folgende Messungen vor:

- Blutdruck
- Konzentration des Stresshormons Adrenalin im Urin der Probanden; sie erhöht sich bei Stress
- Konzentration des Stresshormons Cortisol im Blut der Probanden; sie erhöht sich bei Stress

Außerdem führten wir die Messungen am Tag vor den Experimenten zur gleichen Tageszeit durch, damit wir die Ergebnisse nach der Waldtherapie mit den üblichen Werten der Probanden vergleichen konnten.

Die Ergebnisse

Nach der Waldtherapiesitzung …

- … war der systolische Blutdruck der Probanden von 140,1 mmHg auf 123,9 mmHg gefallen und der diastolische Blutdruck von 84,4 mmHg auf 76,6 mmHg.
- … war die Adrenalinkonzentration gesunken.
- … war die Cortisolkonzentration gesunken.

Aus diesen Ergebnissen lässt sich schlussfolgern, dass sich die Waldtherapiesitzung über mehrere Stunden bei den männlichen Probanden mit Bluthochdruck positiv auf die körperliche Entspannung ausgewirkt hat.

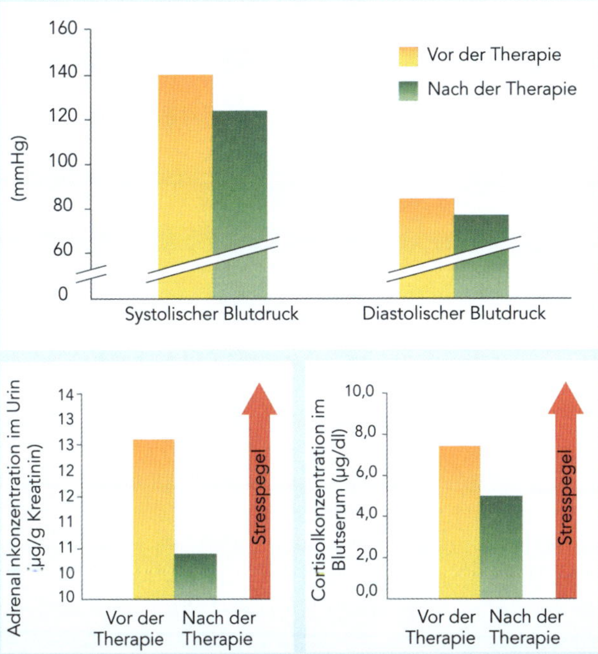

Die Grafiken zeigen eine Senkung des Blutdrucks (oben), des Adrenalinspiegels (unten links) und des Cortisolspiegels (unten rechts) im Laufe der der Waldtherapie.

EXPERIMENT 4: AUSWIRKUNGEN DER WALDTHERAPIE AUF BÜROANGESTELLTE

Ebenfalls untersucht haben wir die Auswirkungen einer Waldtherapiesitzung auf den Blutdruck von Büroangestellten, deren Werte teilweise über dem Normbereich lagen. Wir führten das Experiment in der Nähe der Stadt Chizu in der Präfektur Tottori zwischen 09:00 und 15:30 Uhr durch.[13]

Die Probanden

Die Gruppe bestand aus 26 Büroangestellten mit einem durchschnittlichen Alter von 35,7 Jahren.

Was wurde getestet?

Wir maßen den systolischen und diastolischen Blutdruck der Probanden dreimal am Tag – vor dem Frühstück, vor dem Mittag- und vor dem Abendessen –, und zwar an vier verschiedenen Tagen:

- Drei Tage vor der Waldtherapie (zu Hause oder am Arbeitsplatz)
- Am Tag der Waldtherapie
- Drei Tage nach der Waldtherapie
- Fünf Tage nach der Waldtherapie

Die Ergebnisse

Im Laufe der Waldtherapiesitzung sank sowohl der systolische als auch der diastolische Blutdruck der Probanden im Vergleich zum drei Tage zuvor gemessenen Wert erheblich. Dieser niedrigere Wert hielt bis zu fünf Tage nach der Therapie an.

Anschließend konzentrierten wir uns auf neun Probanden, deren systolischer Wert über 120 mmHg lag, drei Tage vor der Therapie vor dem Abendessen nämlich durchschnittlich bei 133,8 mmHg. Dieser sank während der Waldtherapie auf 116,6 mmHg, lag drei Tage später bei 126,4 mmHg und fünf Tage später bei 124,0 mmHg. Der niedrigere Blutdruck hielt also bis zu fünf Tage nach der Waldtherapiesitzung an, selbst am Arbeitsplatz; gemessen wurde jeweils am Abend vor dem Essen. Der diastolische Blutdruck zeigte ganz ähnliche Tendenzen.

Die Grafik unten zeigt, dass der Blutdruck sinkt, wenn wir Zeit im Wald verbringen. Der Effekt hält zudem mehrere Tage nach der Therapie an.

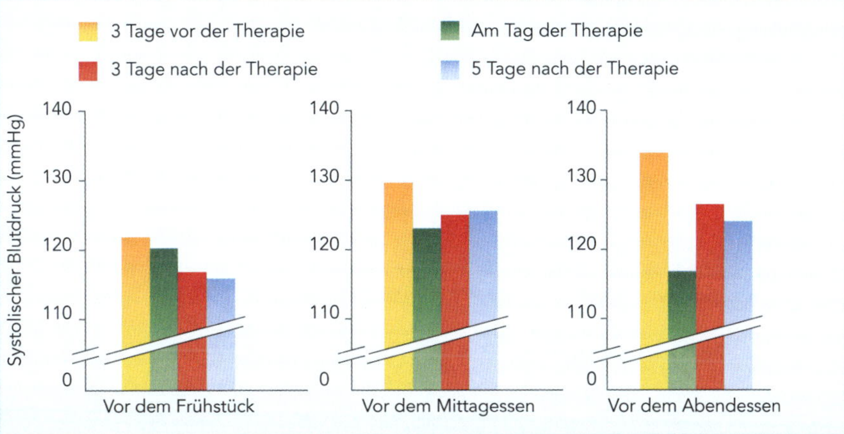

WALDTHERAPIESITZUNG FÜR BÜROANGESTELLTE

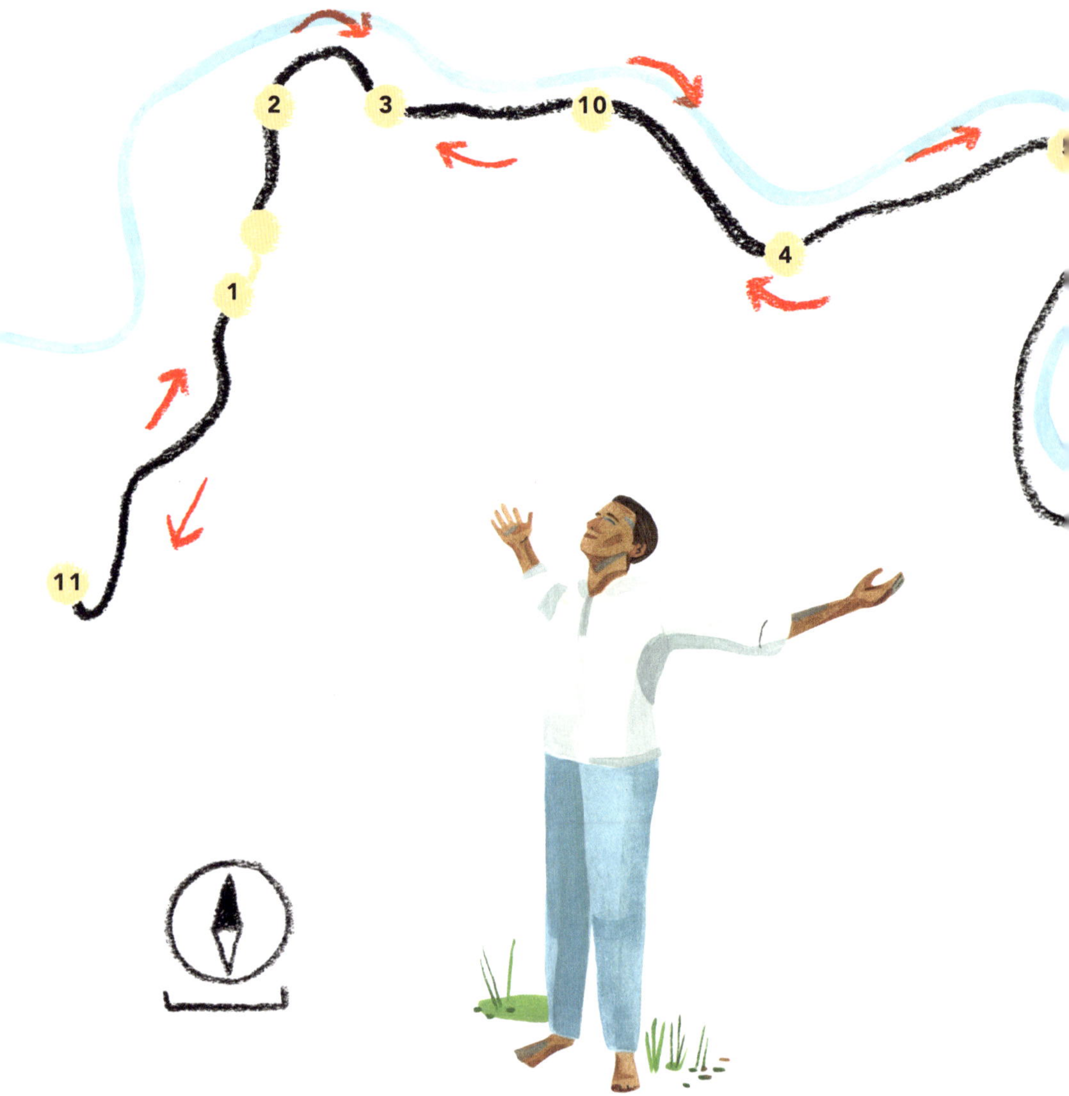

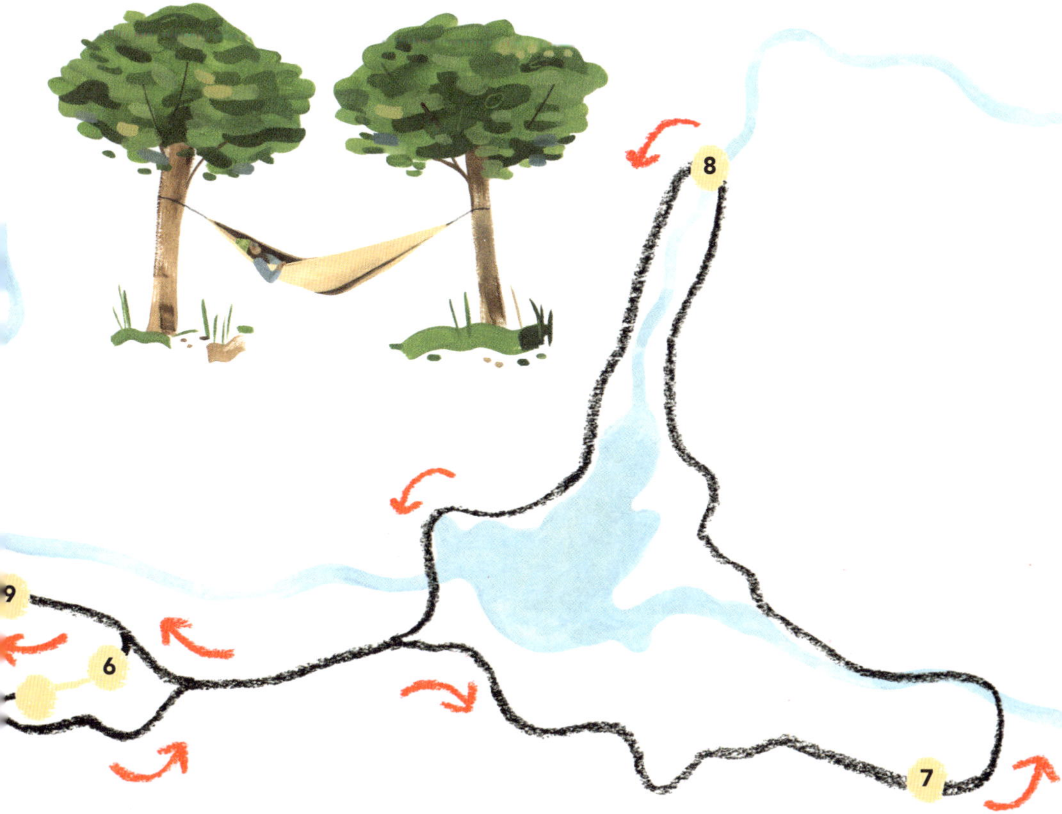

1. Spaziergang mit verbundenen Augen
2. Tiefenatmung
3. Aussicht genießen
4. Kummer und Sorgen wegwaschen
5. Sitzen
6. Rückwärts gehen
7. Messung vor dem Mittagessen
8. Meditation
9. Liegen in der Hängematte
10. Tiefenatmung
11. Messung nach der Therapie

Die Illustration zeigt die Strecke der Waldtherapiesitzung (6,5 Stunden) für Büroangestellte und die jeweiligen Aktivitäten.

EXPERIMENT 5: AUSWIRKUNGEN DER WALDTHERAPIE AUF FRAUEN MITTLEREN ALTERS

Hier erforschten wir die Auswirkungen einer Waldtherapiesitzung speziell auf Frauen mittleren Alters, um herauszufinden, ob sich bei ihnen die gleichen positiven Effekte einstellen. Dieses Mal führten wir die Experimente in einem Wald in Agematsu in der Präfektur Nagano zwischen 10:30 und 15:00 Uhr durch.[14]

Die Probandinnen

Die Gruppe der Probandinnen bestand aus 17 Frauen zwischen 40 und 73, das Durchschnittsalter betrug 62,2 Jahre.

Was wurde getestet?

Am Ende der Waldtherapiesitzung führten wir die folgenden Messungen durch:

- Blutdruck
- Konzentration des Stresshormons Cortisol im Speichel der Probandinnen, die sich bei Stress erhöht
- Pulsfrequenz

Außerdem führten wir die Messungen am Tag vor den Experimenten zur gleichen Tageszeit durch, damit wir die Ergebnisse nach der Waldtherapie mit den üblichen Werten der Probandinnen vergleichen konnten.

Die Ergebnisse

Im Vergleich zu den am Vortag gemessenen Werten war die Konzentration des Stresshormons Cortisol im Speichel der Probandinnen nach der Waldtherapiesitzung um 26 Prozent gesunken.

Die durchschnittliche Pulsfrequenz der Probandinnen lag nach dem Waldtherapiespaziergang ebenfalls deutlich unter dem Wert vom Vortag. Da die Pulsfrequenz mit der Aktivität des vegetativen Nervensystems zusammenhängt, lässt ein niedrigerer Wert auf eine größere Entspannung schließen.

Aus diesen Ergebnissen lässt sich schlussfolgern, dass sich die Waldtherapiesitzung über nur wenige Stunden bei den Probandinnen mittleren Alters positiv auf die körperliche Entspannung ausgewirkt hat.

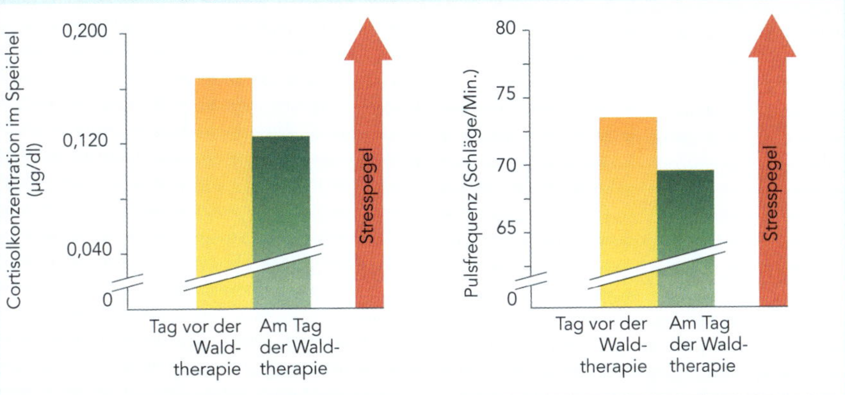

Im Laufe der Waldtherapie sanken bei den Frauen mittleren Alters Cortisolspiegel und Pulsfrequenz.

WALDTHERAPIESITZUNG FÜR FRAUEN MITTLEREN ALTERS

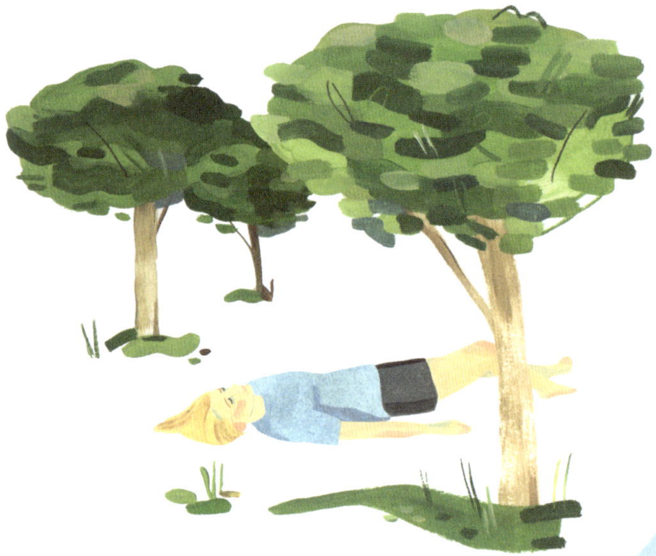

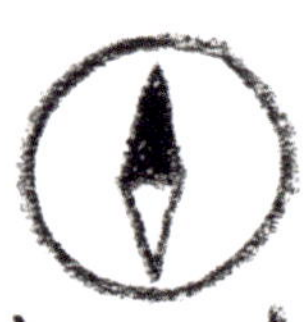

1. Programmbeginn
2. Tiefenatmung
3. Liegen
4. Tiefenatmung
5. Liegen
6. Mittagessen/Ruhen
7. Lesen
8. Liegen

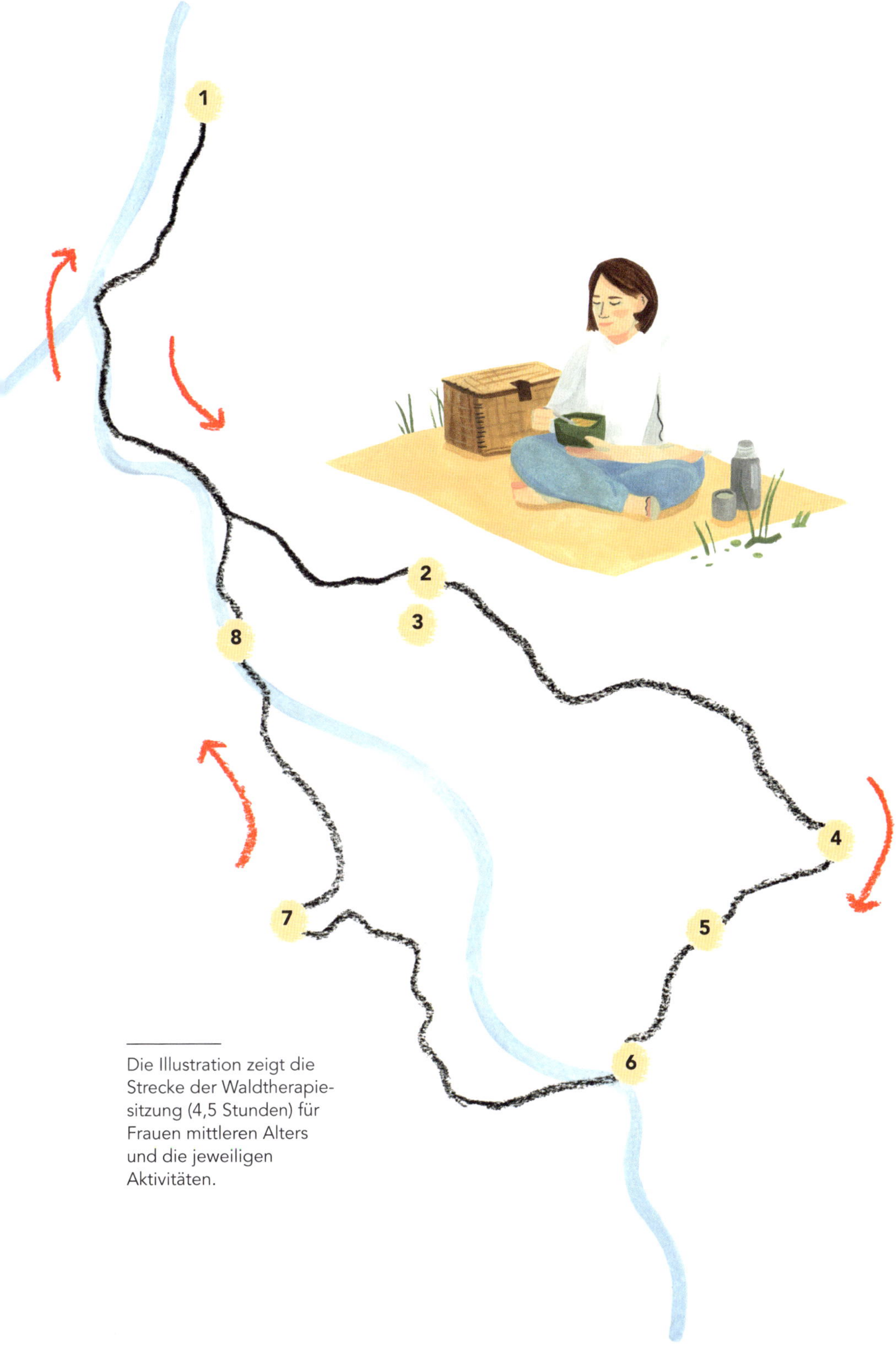

Die Illustration zeigt die Strecke der Waldtherapiesitzung (4,5 Stunden) für Frauen mittleren Alters und die jeweiligen Aktivitäten.

Hat die Waldtherapie Einfluss auf unsere Immunfunktion?

Mittlerweile konnte wissenschaftlich belegt werden, dass die Waldtherapie nicht nur den Stresspegel im Körper senkt, sondern durch die Erhöhung der Anzahl an natürlichen Killerzellen (NK-Zellen) im Blut auch unsere Immunfunktion verbessert. Wie bereits erwähnt, spielen die NK-Zellen eine entscheidende Rolle bei der körpereigenen Abwehr: So tragen sie beispielsweise dazu bei, Infektionen und Tumoren zu bekämpfen (siehe dazu S. 138). Nun belegen drei Studien von Dr. Qing Li und Kollegen, wie sich die Waldtherapie positiv auf ein geschwächtes Immunsystem auswirken kann.

Probanden der ersten Studie waren zwölf männliche Büroangestellte mit geschwächter Immunfunktion im Alter zwischen 37 und 55 Jahren. Sie nahmen an einem dreitägigen Waldtherapiekurs teil.[28] An Tag 1 hatte sich nach einem zweistündigen Waldspaziergang die Aktivität der NK-Zellen um das 1,25-Fache im Vergleich zu einer Messung drei Tage zuvor erhöht. An Tag 2 war es nach der Therapie schon das 1,5-Fache. So belegt diese Studie die abwehrstärkenden Wirkungen der Waldtherapie durch die Erhöhung der NK-Zellen-Aktivität.

Ein ähnliches Experiment mit Krankenschwestern zeigte ebenfalls Verbesserungen bei geschwächter NK-Zellen-Aktivität.[29] Zudem studierten Li und seine Kollegen die Langzeitwirkungen der Waldtherapie auf die Immunfunktion.[29, 30]

Nachdem die Probanden der beiden oben beschriebenen Experimente zu ihrer Arbeit zurückgekehrt waren, wurden die Werte nochmals gemessen, eine Woche und einen Monat nach der Therapie. Es zeigte sich, dass eine Woche nach der Waldtherapie sowohl bei den männlichen als auch bei den weiblichen Probanden die Aktivität der NK-Zellen noch immer erhöht war. Das Gleiche traf auf die Messung einen Monat nach der Therapie zu, allerdings nur bei der Gruppe der männlichen Probanden. Zur Kontrolle unterzog sich die Gruppe der männlichen Probanden dem gleichen Experiment in einem städtischen Umfeld – dabei verbesserte sich die Aktivität der NK-Zellen nicht.[30]

Kurz zusammengefasst

- Die Waldtherapie verbessert eine geschwächte NK-Zellen-Aktivität sowohl bei Männern als auch bei Frauen.
- Diese Wirkung hält mindestens eine Woche lang an, bei männlichen Probanden sogar einen Monat.
- Die Verbesserung der NK-Zellen-Aktivität tritt bei der gleichen Tätigkeit (Spaziergang) in einem städtischen Umfeld nicht auf.

Parktherapieforschung

Parks sind sehr wertvolle natürliche Umgebungen innerhalb unserer Stadtlandschaften, und die meisten Menschen haben Zugang zu mindestens einem in unmittelbarer oder wenigstens relativer Nähe. Leider sind Parks oft die einzige Natur, die Stadtbewohnern zur Verfügung steht. Deshalb werden solche und andere öffentliche Grünflächen in unserer modernen Gesellschaft immer wichtiger. Die meisten würden wohl zustimmen, dass sie sich in einem Park gut entspannen können, doch wissenschaftliche Beweise dafür gibt es bislang so gut wie keine. In diesem Unterkapitel gehen wir der Frage nach, ob Parks gestressten Stadtbewohnern die gleichen entspannenden und gesundheitsfördernden Effekte bieten können wie natürlich gewachsene Wälder.[39–44]

EXPERIMENT 1: PARK- VS. STADTSPAZIERGANG

Um die möglichen gesundheitlichen Vorzüge eines simplen Parkspaziergangs untersuchen zu können, führten wir eine Reihe von Experimenten in Shinjuku Gyoen durch, einem berühmten Park in Tokio,[42] der am dichtesten besiedelten Stadt der Welt. Zur Kontrolle führten wir die gleichen Experimente in der städtischen Umgebung um den Bahnhof Shinjuku durch. Die durchschnittliche Lufttemperatur betrug rund 30 °C, die Luftfeuchtigkeit rund 67 Prozent.

Die Probanden

18 männliche japanische Universitätsstudenten gingen jeweils 20 Minuten in dem Park und dem städtischen Umfeld spazieren.

Was wurde getestet?

Während des Spaziergangs maßen wir die HRV (siehe S. 134) sowie die Pulsfrequenz der Probanden. Zudem fragten wir die Probanden, wie sie sich fühlten; dabei stellten wir insbesondere Fragen zu subjektivem Wohlbefinden, innerer Ruhe und dem Gefühl, sich mit der Natur in Einklang zu befinden.

Die Ergebnisse

Im Vergleich zum Spaziergang im städtischen Umfeld um den Bahnhof Shinjuku ergab der Spaziergang im Park Shinjuku Gyoen Folgendes:

- Eine vermehrte Aktivität des parasympathischen Nervensystems, die bekanntlich mit körperlicher Entspannung einhergeht
- Eine niedrigere Pulsfrequenz
- Ein subjektiv gesteigertes Gefühl des Wohlbefindens, der inneren Ruhe und des Einklangs mit der Natur

Mit anderen Worten: Auch bei einem Spaziergang in Shinjuku Gyoen, einem Park inmitten einer der umtriebigsten Städte der Welt, kann sich der menschliche Organismus entspannen.

Forschungen zu weiteren Naturtherapien

EXPERIMENT 1: ZIERPFLANZEN

Die meisten Menschen würden wohl sagen, dass Zierpflanzen zu Hause oder am Arbeitsplatz das Wohlbefinden steigern, doch wir wollten der Sache wissenschaftlich auf den Grund gehen und prüfen, ob eine Topfpflanze die gleiche entspannende Wirkung wie ein natürlicher Reiz hat – vor allem auf jüngere Leute. Dazu stellten wir drei 55 bis 60 Zentimeter große Drachenbäume *(Dracaena deremensis)* im Abstand von acht Zentimetern zueinander auf. Einige Probanden blickten drei Minuten auf die Pflanzen, andere auf dieselbe Stelle ohne Pflanzen.

Die Probanden

Wir führten unsere Experimente mit 85 Schülern, 41 Jungen und 44 Mädchen, im Durchschnittsalter von 16,5 Jahren durch.[57]

Was wurde getestet?

Während die Probanden die Pflanzen ansahen (bzw. nicht ansahen), maßen wir HRV und Pulsfrequenz zur Einschätzung der parasympathischen Nervenaktivität (höher bei Entspannung) und sympathischen Nervenaktivität (höher bei Stress).

Nach dem Experiment baten wir die Probanden, ihre Gefühle innerhalb der folgenden drei Skalen zu benennen: wohl–unwohl, entspannt–gestresst und natürlich–künstlich.

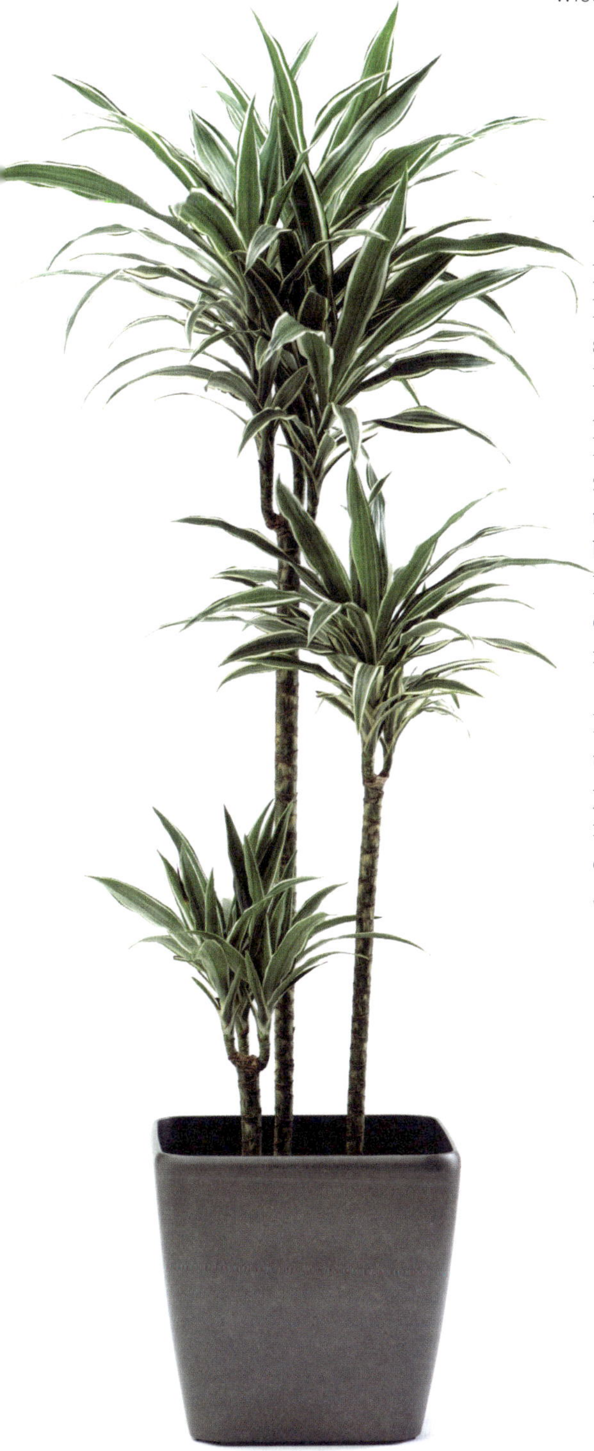

Die Ergebnisse

Die Ergebnisse zeigten bei den Probanden, die die Pflanzen ansahen, einen im Vergleich zur Kontrollgruppe 13,5-prozentigen Anstieg der parasympathischen Nervenaktivität und eine 5,6-prozentige Verringerung der sympathischen Nervenaktivität. Zudem berichteten die Probanden, die die Pflanzen ansahen, mehrheitlich davon, sich wohler, entspannter und natürlicher zu fühlen.

Das bedeutet, dass Zierpflanzen tatsächlich die Entspannung bei jungen Menschen fördern, weshalb in Schulen aufgestellte Pflanzen effektiv dazu beitragen können, Stress bei Schülern zu minimieren.

EXPERIMENT 2: DIE KUNST DES BONSAI

Die Kunst des Bonsai hat in Japan eine lange Tradition. Sie ist sehr beliebt, auch deshalb, weil sie die Natur in den Alltag der Menschen bringt. Die Miniaturbäume ahmen Szenen aus der Natur nach, in jüngerer Zeit haben sie sich zu einem der bekanntesten Kulturexportgüter Japans entwickelt. Dennoch gibt es bislang kaum Forschungen zu den entspannenden Wirkungen des Bonsai auf den menschlichen Organismus. Wir wollten wissen, wie das reine Betrachten der Zwergbäume den Stresspegel im Körper beeinflusst.

Die Probanden

Unsere Probanden waren Menschen mit Rückenmarksverletzungen, deren Teilnahme an einer Waldtherapiesitzung sehr schwierig gewesen wäre. Die 24 männlichen Probanden mit einem Durchschnittsalter von 49 Jahren konnten ihren Rollstuhl noch selbst bewegen.[71]

Was wurde getestet?

Die Probanden sollten 60 Sekunden lang auf eine Gruppe von acht Hinoki-Bäumen in einem Topf blicken. Die Kontrollgruppe blickte ins Leere. Anschließend wurde getauscht, sodass alle Probanden am Schluss beides getan hatten. Während des Experiments ermittelten wir mithilfe der Nahinfrarotspektroskopie (siehe S. 132f.) den Grad der Hirnaktivität, der Rückschlüsse auf den Stresspegel zulässt. Mittels HRV (siehe S. 134) maßen wir zudem die Aktivität des parasympathischen und des sympathischen Nervensystems. Und schließlich befragten wir die Probanden auch nach ihrem subjektiven Gefühl.

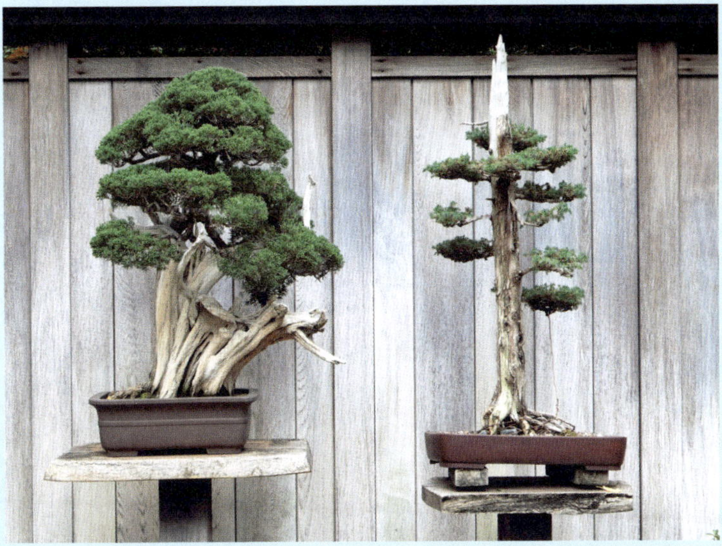

Die Ergebnisse

Im Vergleich zur Kontrollgruppe stellten sich beim Betrachten der Bonsaibäume folgende Ergebnisse ein:

- Beruhigung der präfrontalen Hirnaktivität (sauerstoffreiches Hämoglobin im linken präfrontalen Bereich)
- Erhöhte Aktivität des parasympathischen Nervensystems; diese stellt sich ein, wenn wir enstpannt sind
- Verringerte Aktivität des sympathischen Nervensystems; sie ist bei Stress erhöht
- Gesteigertes subjektives Wohlgefühl

Zusammengefasst entspannte das Betrachten der Bonsaibäume die Probanden, und zwar sowohl körperlich als auch geistig. Da Depressionen bei Menschen mit Rückenmarksverletzungen sehr häufig sind, könnte die Bonsaitherapie möglicherweise zur Entspannung und zum Wohlbefinden der betroffenen Patienten beitragen. Von Vorteil ist natürlich auch, dass die Therapie gut allein zu Hause durchgeführt werden kann.

EXPERIMENT 3: BLUMEN ARRANGIEREN

Blumenarrangements sind ebenfalls eine sehr einfache Möglichkeit, mehr Natur in unseren Alltag zu bringen, sei es zu Hause, am Arbeitsplatz oder in öffentlichen Räumen. Wir wollten wissen, ob Schnittblumen nicht nur schön sind, sondern sich auch positiv auf unsere Gesundheit auswirken. Könnte man Schnittblumen aufgrund ihrer stressreduzierenden Eigenschaften sogar als Präventivmedizin verwenden? Krankenstände in Büros durch das schlichte Aufstellen frischer Blumen senken?

Bei unseren Experimenten untersuchten wir, ob eine Vase voller frisch geschnittener Rosen den Körper entspannen kann. Um sicherzustellen, dass sich die eventuell entspannende Wirkung nicht etwa durch den Duft der Blumen einstellte, verwendeten wir nicht duftende Rosen. Unser Arrangement bestand aus 30 rosafarbenen Rosen mit 40 Zentimeter langen Stielen; die röhrenförmige Glasvase war 20 Zentimeter hoch und hatte einen Durchmesser von zwölf Zentimetern.

Die Probanden

Die Gruppe der Probanden setzte sich aus Schülern, weiblichen Gesundheitsfachkräften und Büroangestellten zusammen.[62–65]

Was wurde getestet?

Die Probanden betrachteten die Blumen in einem speziellen Raum vier Minuten lang aus einer Entfernung von 37 bis 40 Zentimetern. Die Kontrollgruppe blickte in denselben leeren Raum. Wir maßen HRV und Puls zur Einschätzung der Aktivität des Parasympathikus und des Sympathikus. Zudem befragten wir die Probanden nach ihrem subjektiven Wohlgefühl.

Die Ergebnisse

- Bei den Schülern[62] stellten sich ein 16,7-prozentiger Anstieg der parasympathischen Nervenaktivität und eine 30,5-prozentige Verringerung der sympathischen Nervenaktivität ein.
- Bei den Gesundheitsfachkräften[64] kam es zu einem 33,1-prozentigen Anstieg der parasympathischen Nervenaktivität.
- Die Ergebnisse bei den 31 männlichen Büroangestellten[63] waren insgesamt zwar weniger deutlich, doch zeigte sich auch hier ein 21,1-prozentiger Anstieg der parasympathischen Nervenaktivität.
- Das gleiche Experiment bei 114 anderen Probanden[65] ergab einen 15,1-prozentigen Anstieg der parasympathischen Nervenaktivität und eine 16,3-prozentige Verringerung der sympathischen Nervenaktivität. Diese Ergebnisse sind in der Grafik unten dargestellt.

Da bekannt ist, dass sich die Aktivität des parasympathischen Nervensystems bei Entspannung erhöht, während sich die des sympathischen Nervensystems bei Stress erhöht, zogen wir aus unseren Experimenten die Schlussfolgerung, dass allein das Betrachten von frisch geschnittenen Blumen in einer Vase die körperliche Entspannung fördert und Stress reduziert.

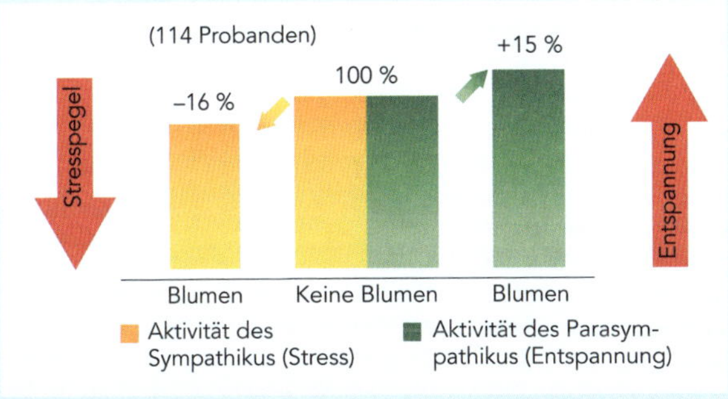

Der Anblick frisch geschnittener Rosen in einer Vase förderte bei den 114 Probanden die körperliche Entspannung und reduzierte Stress.

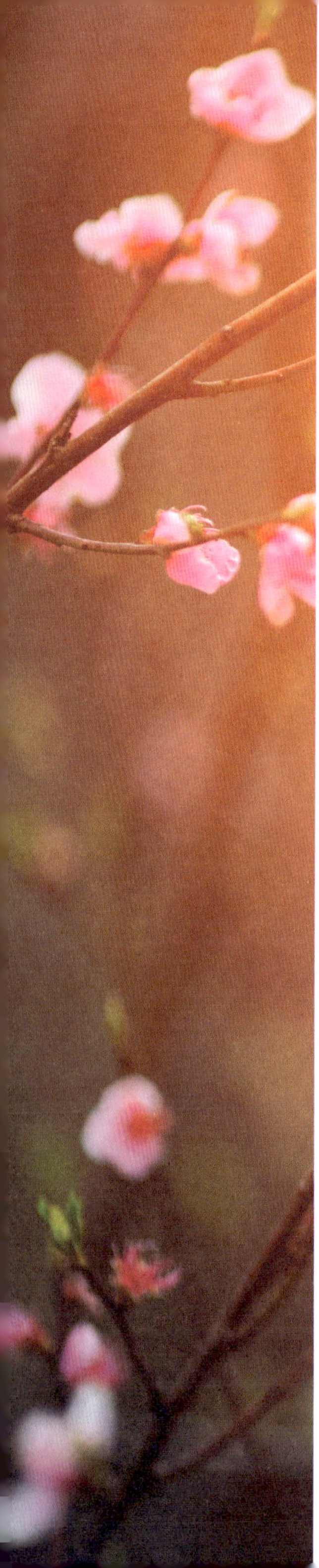

EXPERIMENT 4: BLUMENDUFT

Mit diesem Experiment untersuchten wir, ob der Duft von Blumen die gleichen entspannenden Wirkungen auf den Körper hat wie der Anblick der Blumen. Wir wollten herausfinden, ob die ätherischen Öle der Blumen, die sich der Mensch seit Tausenden Jahren zunutze macht, auch gesundheitliche Vorzüge aufweisen. Dafür baten wir Probanden, den Duft der ätherischen Öle von Rose und Orange einzuatmen.

Die Probanden

Unsere Probanden waren 20 Studentinnen im Durchschnittsalter von 22,5 Jahren.[68–70]

Was wurde getestet?

Mittels eines Inhalators atmeten die Probandinnen 90 Sekunden lang den Duft der ätherischen Öle von Rose oder Orange ein. Die Stärke des Dufts war zwischen »sehr schwach« und »schwach« angesiedelt. Zur Kontrolle wurde pure Luft durch den Inhalator eingeatmet. Wir präsentierten den Probandinnen die drei Reize – Rose, Orange, Luft – in willkürlicher Reihenfolge.

Anschließend maßen wir mittels einer zeitaufgelösten Version der Nahinfrarotspektroskopie (siehe S. 132f.) bei jeder Probandin den Grad der präfrontalen Hirnaktivität, der den jeweiligen Stresspegel widerspiegelt. Darüber hinaus baten wir die Probandinnen, ihr subjektives Gefühl während des Experiments auf einem Fragebogen einzutragen.

Die Ergebnisse

Im Vergleich zum Einatmen von purer Luft verringerte der Duft der ätherischen Öle von Rose und Orange die präfrontale Hirnaktivität und senkte damit den Stresspegel der Probandinnen. Beim Einatmen des Blumendufts fühlten sich die Probandinnen zudem auch subjektiv meist wohler und entspannter.

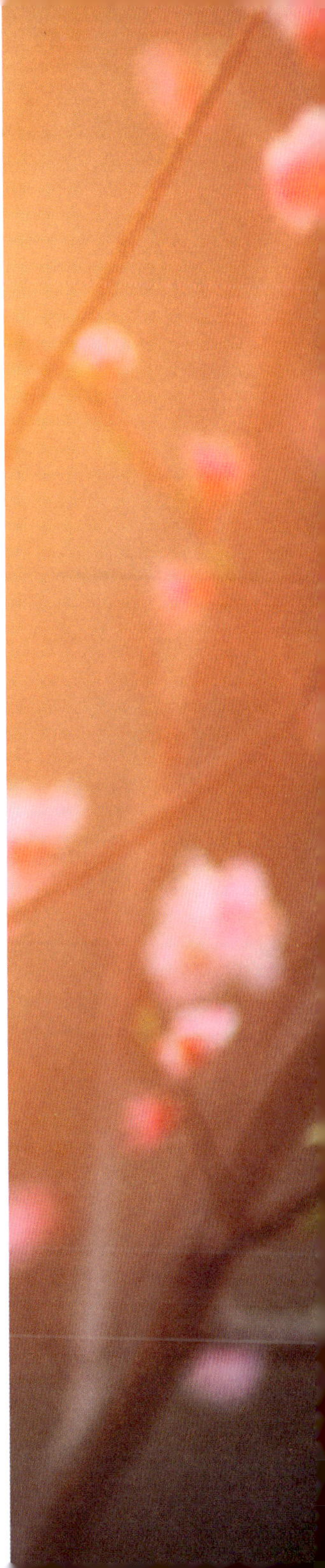

EXPERIMENT 5: DER DUFT VON HOLZ

Holz hat für die Japaner eine ganz besondere Bedeutung. Es hat seinen festen Platz im Leben der Menschen, sei es als Möbelstück, Kunstwerk, Alltagsgegenstand oder Baumaterial für Häuser. Holz muss erst getrocknet werden, damit es sich nicht verzieht, wenn es als Baumaterial zum Einsatz kommt. Heute findet dieser Prozess meist künstlich, durch Erhitzen, statt. Wir wissen jedoch, dass dieser künstliche Trocknungsprozess die Substanzen im Holz verändern kann; diejenigen mit einem niedrigen Siedepunkt können sogar vollständig verdampfen. Das verändert den natürlichen Duft des Holzes. Deshalb haben wir uns bei unseren Experimenten dafür entschieden, natürlich getrocknetes Holz hitzebehandeltem gegenüberzustellen.[52]

Die Probanden atmeten den Duft zweier verschiedener Hinoki-Hölzer *(Chamaecyparis obtusa)* in Form von Holzspänen aus der Präfektur Kumamoto ein. Das natürlich getrocknete Holz hatte 45 Monate lang gelagert, das hitzebehandelte hatte man unter intensiver Wärmeeinwirkung rasch getrocknet.

Die Probanden

Wir testeten 19 Studentinnen mit einem durchschnittlichen Alter von 22,5 Jahren.

Was wurde getestet?

Die Probandinnen sollten den Duft der beiden Hölzer, der zwischen »sehr schwach« und »schwach« variierte, jeweils 90 Sekunden lang einatmen, während wir die Hirnaktivität – die Konzentration sauerstoffreichen Hämoglobins im linken präfrontalen Bereich – als Maß der Entspannung aufzeichneten.

Die Ergebnisse

Die Ergebnisse fielen bei den beiden Hölzern unterschiedlich aus: Atmeten die Probandinnen den Duft des natürlich getrockneten Holzes ein, reduzierte sich die Konzentration sauerstoffreichen Hämoglobins im Gehirn, während sich beim Duft des hitzebehandelten Holzes keine Veränderung zeigte. Das bedeutet, dass der Duft natürlich getrockneten Holzes die präfrontale Hirnaktivität beruhigt und den Körper entspannt.

Experiment mit isolierten Duftstoffen

Ein ganz ähnliches Experiment führten wir mit isolierten Pflanzenduftstoffen durch.[50, 51] Dafür verwendeten wir α-Pinen und Limonen, zwei für Wälder typische Duftstoffe, die beispielsweise von Pflanzen wie Zedern, Kiefern und Zitrusbäumen produziert werden. Das Experiment ergab, dass das Einatmen dieser isolierten Duftstoffe bei den Probanden die gleichen physiologisch entspannenden Wirkungen hervorrief wie der Duft von natürlich getrocknetem Holz. Zudem berichteten die Probanden auch vom gleichen subjektiven Wohlbefinden.

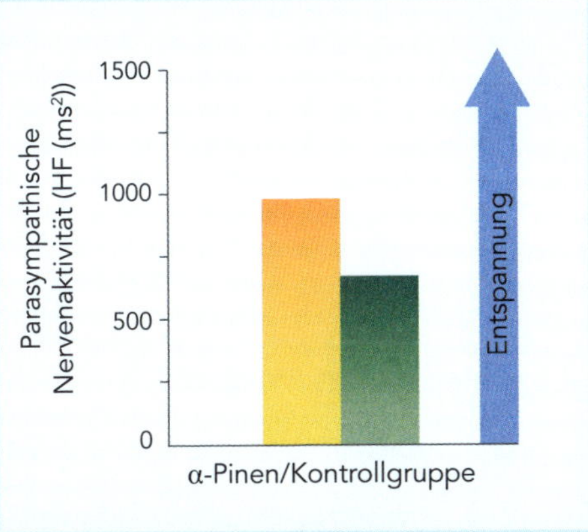

Die Grafik zeigt, dass α-Pinen, ein Pflanzenduftstoff, zu einer erhöhten Aktivität des parasympathischen Nervensystems führt. Zu einer solchen Erhöhung kommt es, wenn wir uns entspannen.

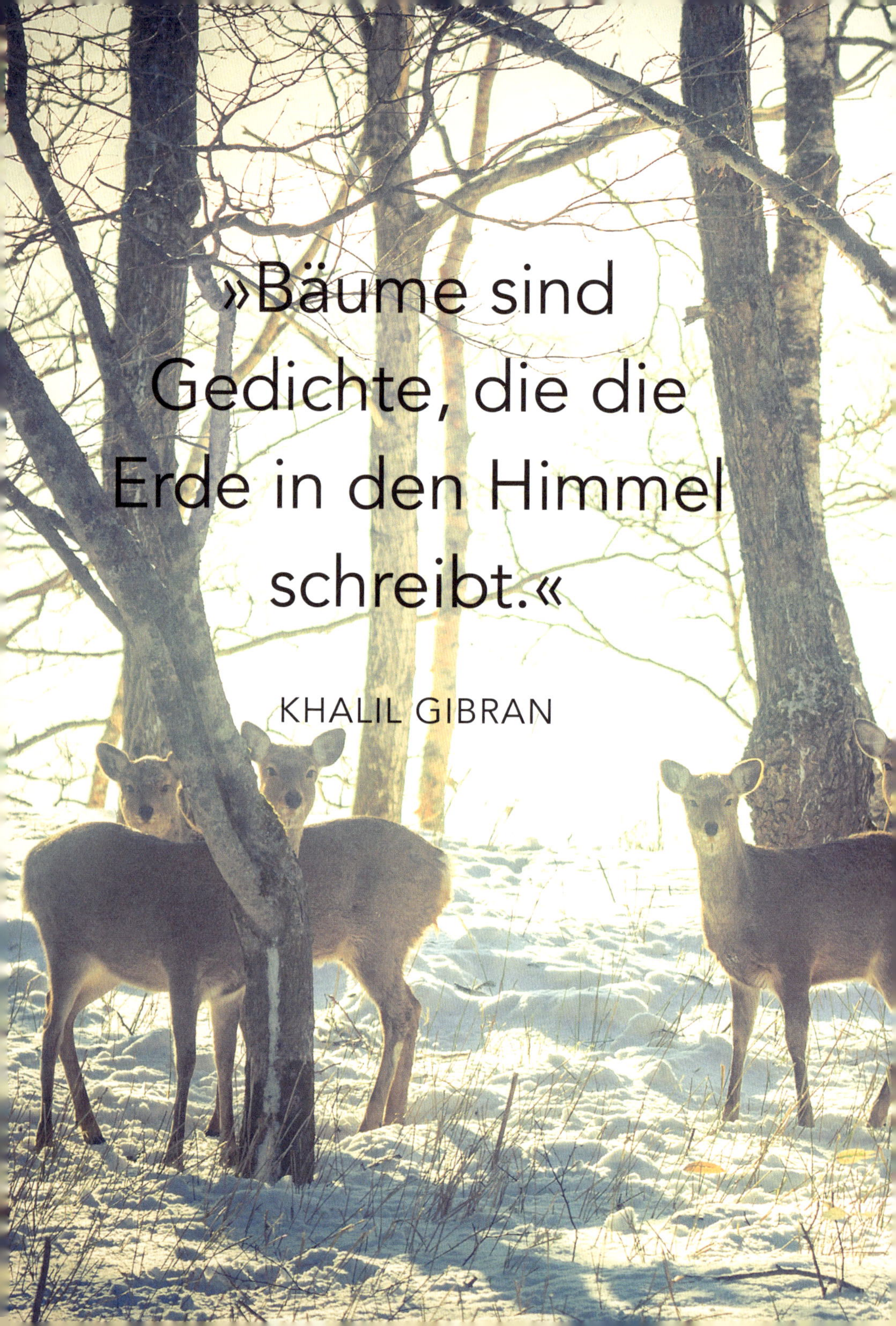

»Bäume sind Gedichte, die die Erde in den Himmel schreibt.«

KHALIL GIBRAN

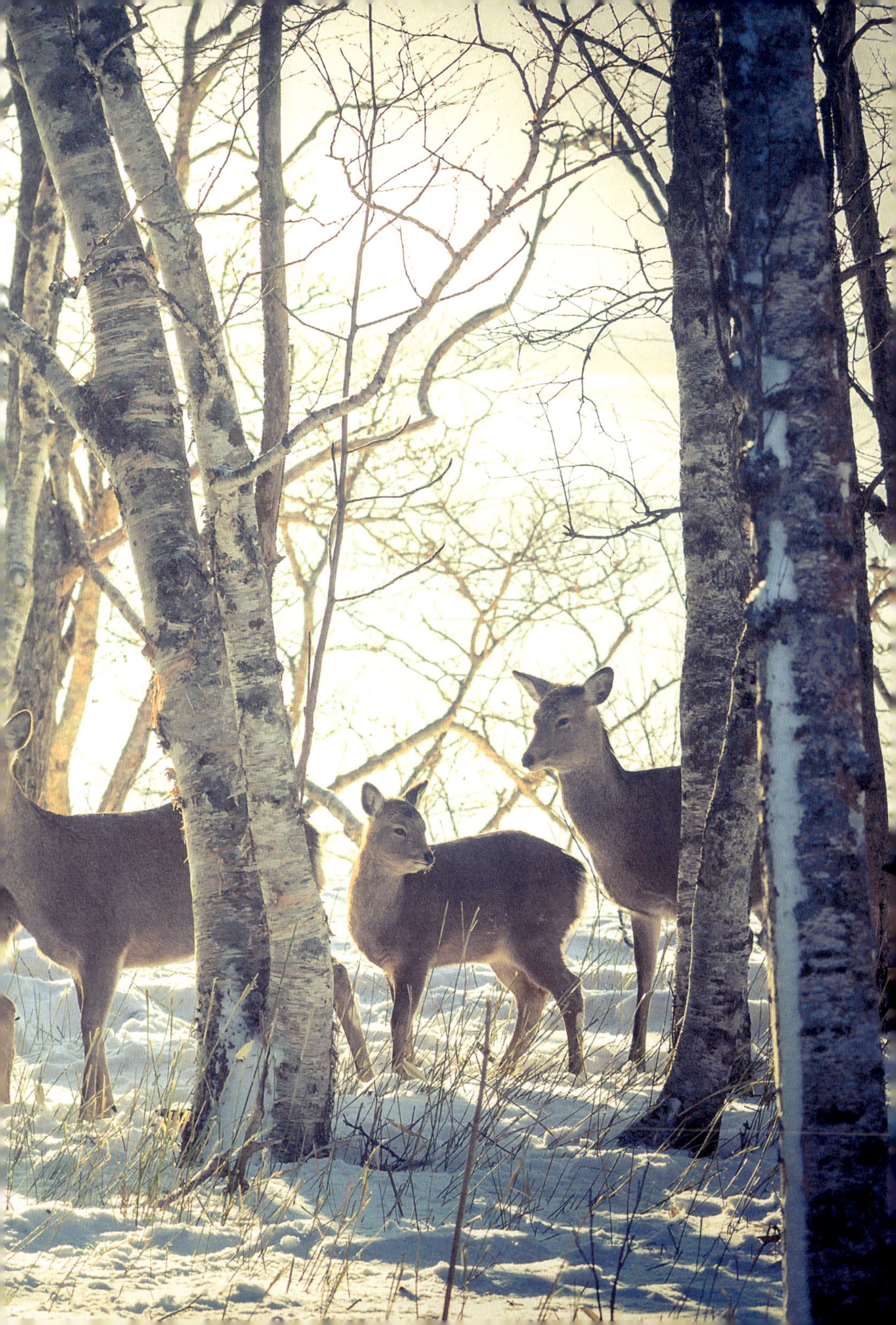

KAPITEL 6

Die Zukunft der Waldtherapieforschung

森林セラピー研究のこれから

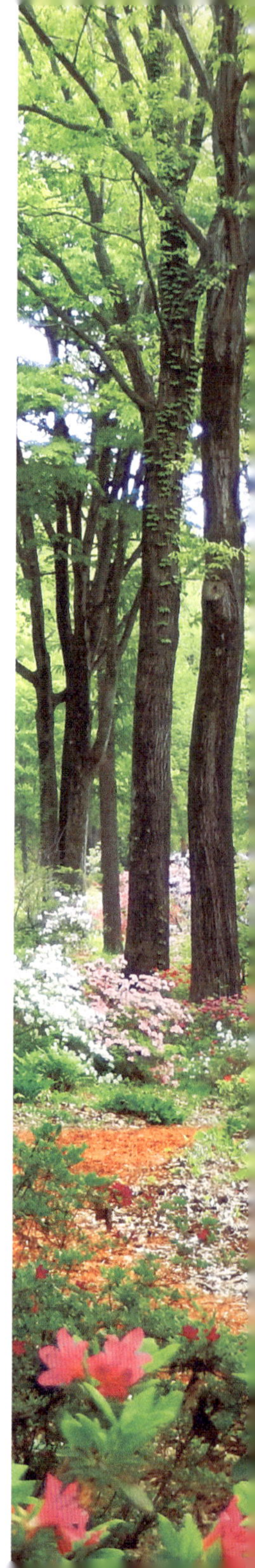

Es ist wunderbar, dass sich das Waldbaden weltweit zunehmender Beliebtheit erfreut. Die Kernfrage aller Naturtherapieforschung und so auch der Waldtherapieforschung lautet: Wie beeinflusst die Natur den Menschen? Im Augenblick jedoch wird darüber an keiner akademischen Institution gelehrt, weder in Japan noch in Europa oder den USA. Man kann zwar Wälder, Parks, Holz und Pflanzen studieren, nicht aber im Zusammenhang mit ihrem Einfluss auf den Menschen. Andererseits wird medizinisch viel zum Menschen geforscht, nicht aber zu seiner Beziehung zur Natur.

In der heutigen Zeit darf durchaus von einem globalen Interesse daran ausgegangen werden, wie die Natur Stress reduzieren und Körper und Geist entspannen kann. Allerdings kann das derzeitige Forschungssystem keine Forscher hervorbringen, die in der Lage wären, alle Aspekte dieses Themas abzudecken. In Japan wird man sich des schädlichen Effekts dieser strikten Trennung zwischen den Forschungsfeldern immer bewusster – und doch scheint sich die Lage nicht zu verbessern.

Die Leiter der Forstlichen Versuchsanstalt Metla in Finnland und des Center for Health and Global Environment an der Harvard School of Public Health haben mich bezüglich der Zusammen-

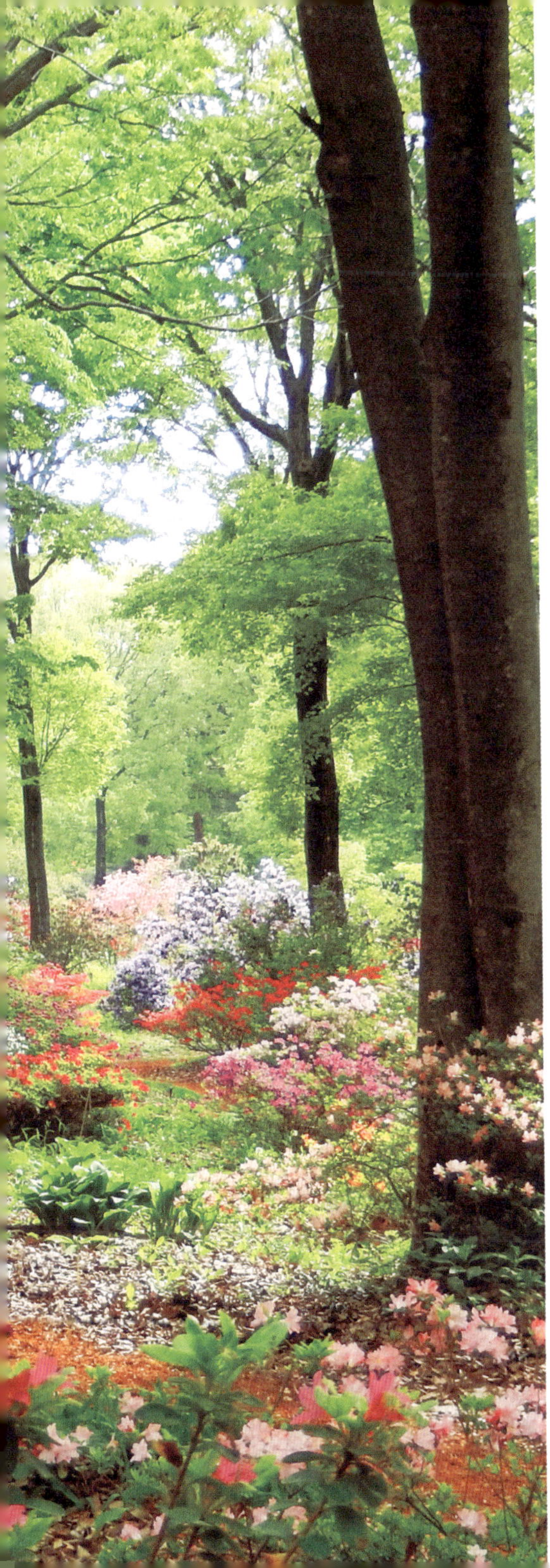

führung ihrer Forschungen mit medizinischen Fakultäten um Rat gebeten. Es ist alles andere als leicht, Forschungen zu Dingen wie Wäldern und Holz mit Forschungen zum Menschen zu kombinieren. Aber wir versuchen es.

Momentan führe ich meine Naturtherapieforschungen an der Seite meiner Kollegin Dr. Chorong Song und von Dr. Harumi Ikei vom japanischen Forestry and Forest Products Research Institute durch. Dr. Ikei hat sich schon an der Schule mit meinen Forschungen beschäftigt und beschloss, selbst in diesem Bereich tätig zu werden. Sie bewarb sich an der Universität Chiba und promovierte in meinem Labor. Chorong Song las eines meiner Bücher auf Koreanisch und beschloss ebenfalls, Waldtherapieforscherin zu werden. So zog sie nach Japan, promovierte und trat meinem Labor als Forscherin bei. Beide leisten einen unschätzbaren Beitrag zu meiner Forschungsarbeit.

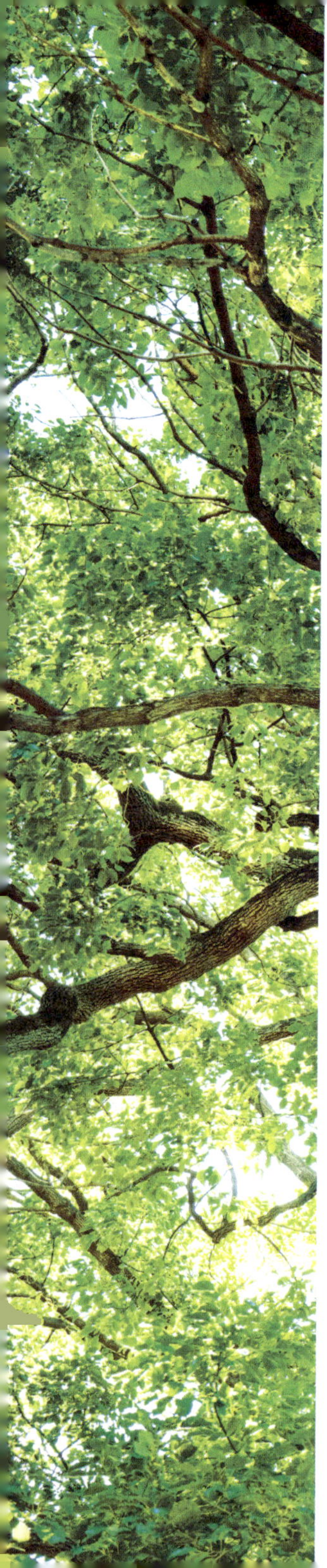

Die Waldtherapieforscher in Japan und Südkorea arbeiten schon lange sehr eng zusammen. Im Zuge dessen wurde 2015 das National Forest Healing Center in Südkorea gegründet. Mit staatlicher finanzieller Unterstützung wird dort nun zu den wissenschaftlich belegbaren Auswirkungen der Waldtherapie geforscht, darüber hinaus werden verschiedene Therapieprogramme entwickelt.

In den USA haben vor allem zwei Menschen eine entscheidende Rolle dabei gespielt, die Shinrin-Yoku-Forschung weltweit bekannt zu machen: Alan C. Logan und Florence Williams. In ihrem 2012 erschienenen Buch *Your Brain on Nature*[4] schreiben Logan und Eva M. Selhub über die enorme Bedeutung der Natur in unserer immer städtischeren und künstlicheren Gesellschaft. Williams' Buch *The Nature Fix*[73] erschien 2017; im selben Jahr verfasste ich ein Vorwort für die japanische Ausgabe des Werks.

Im Zuge ihrer Arbeit an dem Buch interviewte Williams mehr als 20 prominente Naturtherapieforscher aus acht Ländern und befragte sie dazu, warum die Natur uns glücklicher, gesünder und kreativer macht. Meiner Meinung nach ist das Buch ein Muss für jeden, der sich mit den aktuellen weltweiten Trends der Waldtherapieforschung beschäftigt.

Die von M. Amos Clifford ins Leben gerufene Association of Nature and Forest Therapy Guides and Programs führt eine US-amerikanische Bewegung an, die es sich zum Ziel gesetzt hat, die Wald- und andere Naturtherapien in Gesundheits- und Bildungswesen sowie in die Landbewirtschaftung zu integrieren. So schicken Gesundheitsdienstleister Patienten eines Tages vielleicht zur Behandlung in zertifizierte Waldtherapiezentren, und die Waldtherapie wird als Behandlungsmethode ebenso anerkannt wie Meditationsübungen zur Achtsamkeit.

Ich bin der festen Überzeugung, dass die Wald- und andere Naturtherapien in der heutigen Welt die praktikabelste Möglichkeit sind, Stress zu reduzieren und die Entspannung von Körper und Geist zu fördern. Denn schließlich gilt nach wie vor, dass unser Körper an die Natur angepasst ist. Darüber hinaus glaube ich, dass die Natur die Gesundheitssysteme weltweit erheblich entlasten kann. Und ich hoffe, mit meinen Forschungen weiterhin einen Beitrag dazu leisten zu können, die Naturtherapie immer bekannter und noch beliebter zu machen.

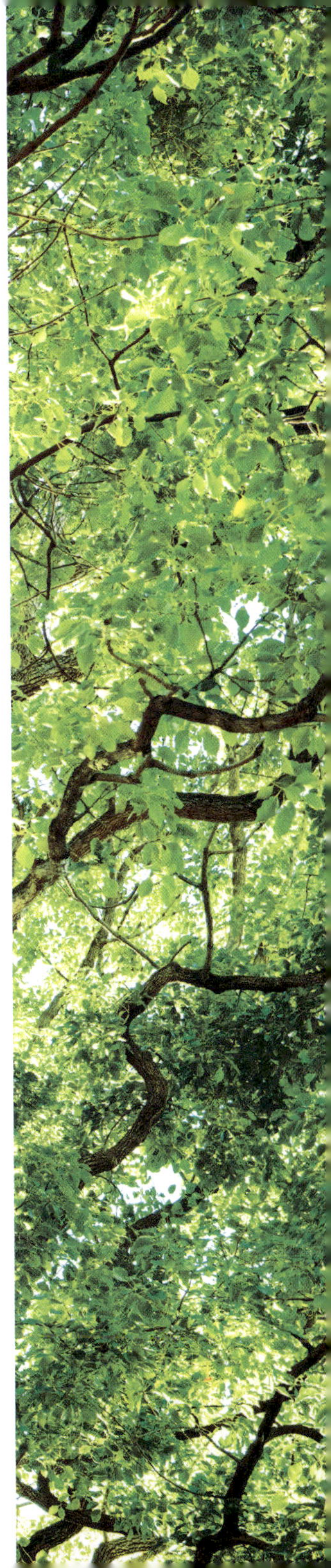

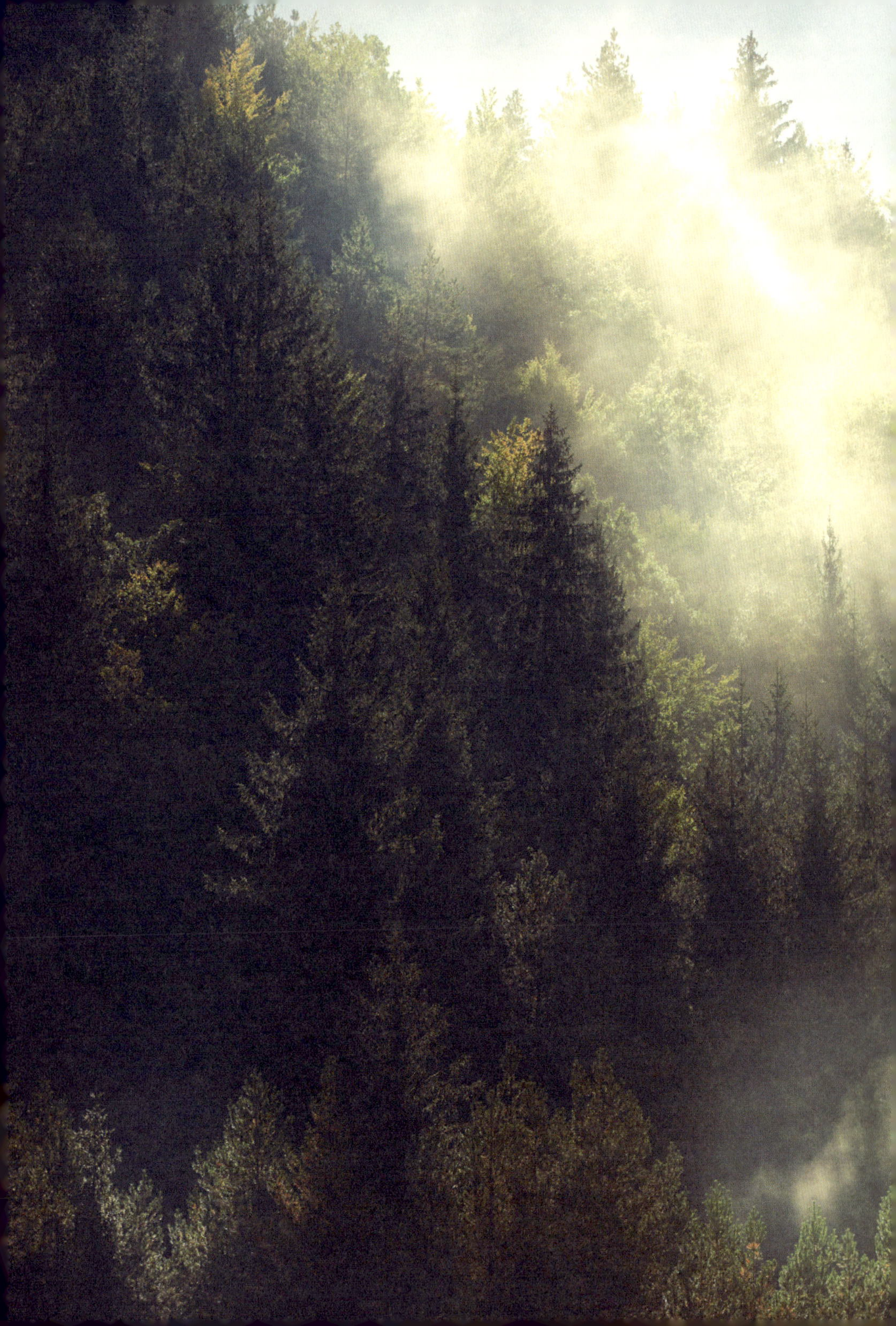

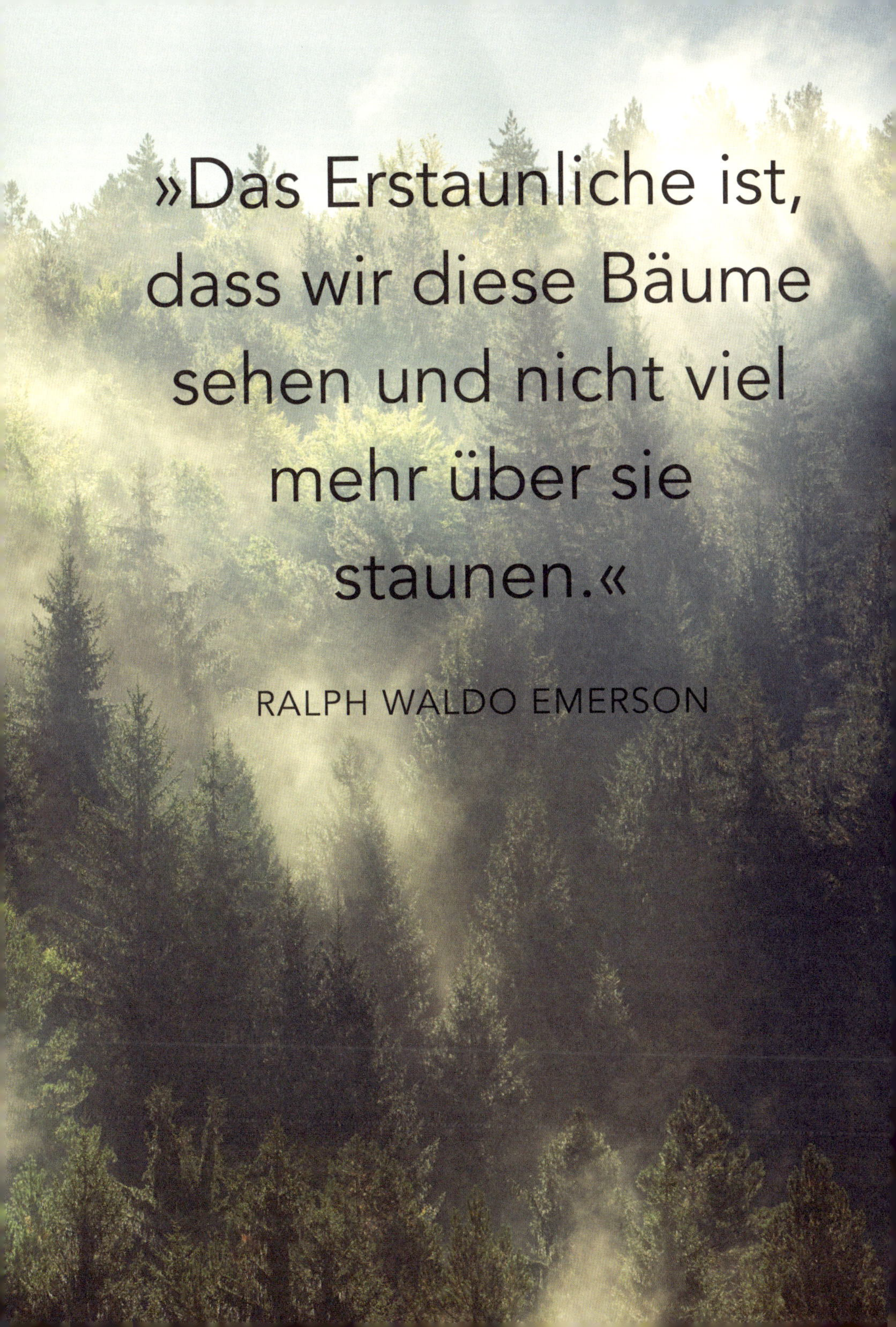

»Das Erstaunliche ist, dass wir diese Bäume sehen und nicht viel mehr über sie staunen.«

RALPH WALDO EMERSON

WALDTHERAPIEORGANISATIONEN

ASSOCIATION OF NATURE & FOREST THERAPY GUIDES & PROGRAMS

Die Organisation mit Sitz in den USA will die Wald- und andere Naturtherapien ins Gesundheits- und Bildungswesen sowie in die Landbewirtschaftung integrieren. Hier werden Waldtherapeuten weltweit ausgebildet und zertifiziert (siehe Liste auf der Webseite).
www.natureandforesttherapy.org

AUSTRALASIAN NATURE & FOREST THERAPY ALLIANCE

Die Organisation mit Sitz in Melbourne fördert Naturtherapien in Australien, Asien und weltweit und unterstützt Naturtherapeuten.
anfta.org

FOREST HOLIDAYS

Das britische Unternehmen gehört teilweise der Forestry Commission und wird von ihr unterstützt. Es bietet Urlaubern Blockhütten in einigen Wäldern Großbritanniens an. An zwei Standorten kann man auch Waldtherapiesitzungen buchen: im Blackwood Forest in Hampshire und im Thorpe Forest in Norfolk.
www.forestholidays.co.uk

FOREST THERAPY SCOTLAND

Das Unternehmen bietet Waldtherapiesitzungen in ganz Schottland an.
forest-therapy-scotland.com

FOREST THERAPY SOCIETY, JAPAN

Die Organisation fördert die Waldtherapie und zertifiziert Waldtherapiezentren und Waldtherapie-Spazierwege in ganz Japan. Die Webseite ist in japanischer Sprache.
www.fo-society.jp/therapy

KOREA FOREST SERVICE

Die Organisation wurde gegründet, um die Wälder in ganz Südkorea zu schützen und zu pflegen und Waldaktivitäten zu fördern. So plant sie beispielsweise ein Netzwerk an Waldbadezentren; das Waldbaden ist in Korea als Salim Yok bekannt.
english.forest.go.kr

LITERATUR UND QUELLEN

1 Shinrin-Yoku-Plan (Waldbaden) der Forest Agency, Asahi Shimbun, 29. Juli 1982 (auf Japanisch)

2 Veränderungen in der Cortisolkonzentration im Speichel und im psychologischen Indikator durch Shinrin Yoku (Waldbaden), Japanese Journal of Biometeorology, 27 (Suppl.), 1990 (auf Japanisch)

3 TIME The healing power of nature, 25. Juli 2016

4 E. M. Selhub und A. C. Logan, Your Brain On Nature, John Wiley & Sons, 2013

5 Brunet, M. et al. A new hominid from the Upper Miocene of Chad, Central Africa. Nature 418, 141–151, 2002

6 C. Song, H. Ikei und Y. Miyazaki, Physiological effects of nature therapy: A review of the research in Japan. Int J Environ Res Public Health 13(8) 781, 2016

7 Y. Miyazaki, Naturtherapie, Asakura Publishing, 2016 (auf Japanisch)

8 C. Song, H. Ikei und Y. Miyazaki, Elucidation of a physiological adjustment effect in a forest environment: a pilot study. Int J Environ Res Public Health 12 4247–4255, 2015

9 B. J. Park, Y. Miyazaki et al. Physiological effects of shinrin-yoku (taking in the atmosphere of the forest) using salivary cortisol and cerebral activity as indicators. Journal of Physiological Anthropology 26(2): 123–128, 2007

10 B. J. Park, Y. Miyazaki et al. The physiological effects of shinrin-yoku (taking in the forest atmosphere or forest bathing): evidence from field experiments in 24 forests across Japan. Environmental Health and Preventive Medicine 15(1): 18–26, 2010

11 Y. Ohe, Y. Miyazaki et al. Evaluating the relaxation effects of emerging forest-therapy tourism: A multidisciplinary approach. Tourism Manage 62 322–334, 2017

12 C. Song, Y. Miyazaki et al. Effects of viewing forest landscape on middle-aged hypertensive men. Urban For Urban Gree 21 247–252, 2017

13 C. Song, H. Ikei und Y. Miyazaki, Sustained effects of a forest therapy program on the blood pressure of office workers. Urban For Urban Gree 27 246–252, 2017

14 H. Ochiai, Y. Miyazaki et al. Physiological and psychological effects of a forest therapy program on middle-aged females. Int J Environ Res Public Health 12(12) 15222–15232, 2015

15 H. Ochiai, Y. Miyazaki et al. Physiological and psychological effects of forest therapy on middle-aged males with high–normal blood pressure. Int J Environ Res Public Health 12 2532–2542, 2015

16 C. Song, Y. Miyazaki et al. Effect of forest walking on autonomic nervous system activity in middle-aged hypertensive individuals. Int J Environ Res Public Health 12 2687–2699, 2015

17 H. Kobayashi, Y. Miyazaki et al. Population-based study on the effect of a forest environment on salivary cortisol concentration. Int J Environ Res Public Health 14(8) 931, 2017

18 H. Kobayashi, Y. Miyazaki et al. Analysis of individual variations in autonomic responses to urban and forest environments. Evid Based Complement Alternat Med 671094, 2015

19 J. Lee, Y. Miyazaki et al. Acute effects of exposure to traditional rural environment on urban dwellers: a crossover field study in terraced farmland. Int J Environ Res Public Health 12 1874–1893, 2015

20 J. Lee, Y. Miyazaki et al. Influence of forest therapy on cardiovascular relaxation in young adults. Evid Based Complement Alternat Med 834360, 2014

21 Y. Tsunetsugu, Y. Miyazaki et al. Physiological and psychological effects of viewing urban forest landscapes assessed by multiple measurements. Landscape Urban Plan 113 90–93, 2013

22 Y. Tsunetsugu, Y. Miyazaki et al. Physiological effects of shinrin-yoku (taking in the atmosphere of the forest) in an old-growth broadleaf forest in Yamagata Prefecture, Japan. J Physiol Anthropol, 26(2), 135–142, 2007

23 J. Lee, Y. Miyazaki et al. Restorative effects of viewing real forest landscapes, based on a comparison with urban landscapes, Scand J Forest Res, 24(3), 227–234, 2009

24 B. J. Park, Y. Miyazaki et al. Physiological effects of forest recreation in a young conifer forest in Hinokage town, Japan. Silva Fenn, 43(2), 291–301, 2009

25 J. Lee, Y. Miyazaki et al. Effect of forest bathing on physiological and psychological responses in young Japanese male subjects, Public Health, 125(2), 93–100, 2011

26 C. Song, Y. Miyazaki et al. Individual differences in the physiological effects of forest therapy based on Type A and Type B behavior patterns. J Physiol Anthropol 32(14) doi: 10.1186/1880–6805–32–14, 2013

27 Y. Tsunetsugu, Y. Miyazaki et al. Trends in research related to shinrin-yoku (taking in the forest atmosphere or forest bathing) in Japan. Environ Health Prev Med 15(1): 27–37, 2010

28 Q. Li, Y. Miyazaki et al. Forest bathing enhances human natural killer activity and expression of anti-cancer proteins. Int J Immunopathol Pharmacol 20(S2) 3–8, 2007

29 Q. Li, Y. Miyazaki et al. A forest bathing trip increases human natural killer activity and expression of anti-cancer proteins in female subjects. J Biol Regul Homeost Agents 22(1) 45–55, 2008

30 Q. Li, Y. Miyazaki et al. Visiting a forest, but not a city, increases human natural killer activity and expression of anti-cancer proteins. Int J Immunopathol Pharmacol 21(1) 117–127, 2008

31 M. Sato, Die Geschichte der Biowissenschaften, Japanese Standards Association 1994 (auf Japanisch)

32 M. A. O'Grady und L. Meinecke, Journal of Societal and Cultural Research 1(1) 1–25, 2015

33 R. S. Ulrich, View through a window may influence recovery from surgery, Science 224, 4647, 420–421, 1984

34 M. Inui, Flexible Umwelttheorie, Kaimeisya Corporation, 1988 (auf Japanisch)

35 I. Kurita, Eine Blumenreise. Iwanami Shoten Publishers, 2001 (auf Japanisch)

36 M. Watanabe, The concept of nature in Japanese culture, Science 183 (4122) 279–282, 1974

37 M. Watanabe, Die heutige Einstellung der Japaner zur Natur. Hrsg. S. Ito, Kawade Shobo Shinsha 1995 (auf Japanisch)

38 H. Morinaga, Shizen (Natur) (1) 52–58, 1976 (auf Japanisch)

39 C. Song, Y. Miyazaki et al. Physiological and psychological effects of a walk in urban parks in fall. Int J Environ Res Public Health 12(11) 14216–14228, 2015

40 C. Song, Y. Miyazaki et al. Physiological and psychological responses of young males during spring-time walks in urban parks. J Physiol Anthropol 33(8), 2014

41 C. Song, Y. Miyazaki et al. Physiological and psychological effects of walking on young males in urban parks in winter. J Physiol Anthropol 32(18), 2013

42 N. Matsuba, Y. Miyazaki et al. Physiologische Auswirkungen eines Spaziergangs in Shinjuku Gyoen, einer großen, städtischen Grünanlage, Jpn J Physiol Anthropol, 16(3): 133–139, 2011 (auf Japanisch mit englischem Abstract)

43 M. Igarashi, Y. Miyazaki et al. Physiological and psychological effects of viewing a kiwifruit (Actinidia deliciosa »Hayward«) orchard landscape in summer in Japan. Int J Environ Res Public Health 12(6): 6657–6668, 2015

44 K. Matsunaga, Y. Miyazaki et al. Physiologically relaxing effect of a hospital rooftop forest on older women requiring care. J Am Geriatr Soc 59(11) 2162–2163, 2011

45 Y. Miyazaki et al. Stimmungsveränderungen beim Menschen durch das Einatmen ätherischer Öle II. Wirkung ätherischer Öle auf Blutdruck, Herzfrequenz, R–R-Intervalle, Leistung, Sensoriktests und POMS. Mokuzai Gakkaishi 38:909–913, 1992 (auf Japanisch mit englischem Abstract)

46 H. Ikei, C. Song und Y. Miyazaki, Physiological effects of wood on humans: A review. J Wood Sci 63(1) 1–23, 2017

47 H. Ikei, C. Song und Y. Miyazaki, Physiological effects of touching hinoki cypress (Chamaecyparis obtusa). J Wood Sci doi: 10.1007/s10086–017–1691–7, 2018

48 H. Ikei, C. Song und Y. Miyazaki, Physiological effects of touching wood. Int J Environ Res Public Health 14(7) 801, 2017

49 H. Ikei, C. Song und Y. Miyazaki, Physiological effects of touching coated wood. Int J Environ Res Public Health 14(7) 773, 2017

50 H. Ikei, C. Song und Y. Miyazaki, Effects of olfactory stimulation by alpha-pinene on autonomic nervous activity. J Wood Sci 62(6) 568–572, 2016

51 D. Joung, Y. Miyazaki et al. Physiological and psychological effects of olfactory stimulation with D-limonene. Adv Hortic Sci 28(2) 90–94, 2014

52 H. Ikei, Y. Miyazaki et al. Comparison of the effects of olfactory stimulation by air-dried and high temperature-dried wood chips of hinoki cypress (Chamaecyparis obtusa) on prefrontal cortex activity. J Wood Sci 61 537–540, 2015

53 H. Ikei, C. Song und Y. Miyazaki, Physiological effect of olfactory stimulation by hinoki cypress (Chamaecyparis obtusa) leaf oil. J Physiol Anthropol 34(44), 2015

54 Q. Li, Y. Miyazaki et al. Effect of phytoncide from trees on human natural killer cell function. Int J Immunopathol Pharmacol 22(4) 951–959, 2009

55 M. Igarashi, Y. Miyazaki et al. Physiological and psychological effects on high school students of viewing real and artificial pansies. Int J Environ Res Public Health 12 2521–2531, 2015

56 M. Igarashi, Y. Miyazaki et al. Effect of stimulation by foliage plant display images on prefrontal cortex activity: A comparison with stimulation using actual foliage plants. J Neuroimaging 25 127–130, 2015

57 H. Ikei, Y. Miyazaki et al. Physiological and psychological relaxing effects of visual stimulation with foliage plants in high school students. Adv Hortic Sci 28(2) 111–116, 2014

58 S. A. Park, Y. Miyazaki et al. Comparison of physiological and psychological relaxation using measurements of heart rate variability, prefrontal cortex activity, and subjective indexes after completing tasks with and without foliage plants. Int J Environ Res Public Health 14(9)1087, 2017

59 S. A. Park, Y. Miyazaki et al. Foliage plants cause physiological and psychological relaxation, as evidenced by measurements of prefrontal cortex activity and profile of mood states. HortScience 51(10) 1308–1312, 2016

60 M. S. Lee, Y. Miyazaki et al. Interaction with indoor plants may reduce psychological and physiological stress by suppressing autonomic nervous system activity in young adults: a randomized crossover study. J Physiol Anthropol 34(21), 2015

61 M. Igarashi, Y. Miyazaki et al. Effects of stimulation by three-dimensional natural images on prefrontal cortex and autonomic nerve activity: a comparison with stimulation using two-dimensional images. Cogn Process 15(4) 551–556, 2014

62 H. Ikei, Y. Miyazaki et al. Physiologische Entspannung von Schülern beim Betrachten von Rosen. Jpn J Physiol Anthropol, 18(3): 97–103, 2013 (auf Japanisch mit englischem Abstract)

63 H. Ikei, Y. Miyazaki et al. The physiological and psychological relaxing effects of viewing rose flowers in office workers. J Physiol Anthropol, 33(6), 2014

64 M. Komatsu, Y. Miyazaki et al. Physiologische und psychologische Entspannungseffekte bei medizinischem Personal beim Betrachten von Rosen. Jpn J Physiol Anthropol, 18(1): 1–7, 2014 (auf Japanisch mit englischem Abstract)

65 H. Ikei, Y. Miyazaki et al. Physiologische Entspannung beim Betrachten von Rosen anhand der Ergebnisse von 114 Probanden. Jap J Physiol Anthropol, 17(2): 150–151, 2012 (auf Japanisch)

66 C. Song, Y. Miyazaki et al. Physiological effects of viewing fresh red roses. Complement Ther Med 35: 78–84, 2017

67 M. S. Lee, Y. Miyazaki et al. Physiological relaxation induced by horticultural activity: transplanting work using flowering plants. J Physiol Anthropol 32(15), 2013

68 M. Igarashi, Y. Miyazaki et al. Effects of olfactory stimulation with rose and orange oil on prefrontal cortex activity. Complement Ther Med 22(6) 1027–1031, 2014

69 M. Igarashi, Y. Miyazaki et al. Effect of olfactory stimulation by fresh rose flowers on autonomic nervous activity. J Altern Complement Med 20(9) 727–731, 2014

70 B. J. Park, Y. Miyazaki et al. Physiological effects of orange essential oil inhalation in humans. Adv Hortic Sci 28(4) 225–230, 2014

71 H. Ochiai, Y. Miyazaki et al. Effects of visual stimulation with bonsai trees on adult male patients with spinal cord injury. Int J Environ Res Public Health 14(9)1017, 2017

72 M. Igarashi, Y. Miyazaki et al. Effects of olfactory stimulation with perilla essential oil on prefrontal cortex activity. J Altern Complement Med 20(7) 545–549, 2014.

73 Waldtherapiegesellschaft, http://www.fo-society.jp/ (auf Japanisch)

74 F. Williams, The Nature Fix. W. W. Norton & Co Inc., 2017

REGISTER

BILDNACHWEIS

Agematsu 76f., 90f.

Akagi-Naturpark 178f

Alamy Stock Photo Horizon Images/Motion 174f.; Janelle Orth 86f.; Jon Lovette 88f.; Mamoru Muto/Aflo Co Ltd 70f., 84f.; Richard Wong 167; Rodrigo Reyes Marin/Aflo Co Ltd 124f.; Shosei/Aflo Co Ltd 47; somsak nitimongkolchai 48 oben; Victor Nikitin 123; Yu Deshima/Aflo Co Ltd 98f.; Yukihiro Fukuda/Nature Picture Library 51.

Association of Nature and Forest Therapy Guides and Programs 80f.

Dreamstime.com Agaliza 100f.; Kosmos111 120.

GAP Photos Howard Rice 165.

Getty Images Brian Kennedy 48 unten; Fotosearch 58; Hiroshi Ando/Sebun Photo 22; imagenavi 128; Katsuhiro Yamanashi 34f.; MakiEni's Photo 104; Michael S. Yamashita 72; MIXA 28f.; Shosei/Aflo Co Ltd 130f.; Stuart Black/ robertharding 2; Takahiro Miyamoto/Sebun Photo 144; Yuji Higashida 32.

iStock amesy 116; AVTG 94; bgfoto 170f.; blew_i 180f.; Eerik 135; elenaleonova 113; GCShutter 60f.; GoranQ 103; HuyThoai 6f.; InaTs 110; jakkapan21 68; konradlew 30; Kwanchai_Khammuean 66f.; loops7 115; Max_Xie 8f.; MediaProduction 56f.; RichLegg 5; sanmai 107; stock_colors 182f.; TommL 108; TT 140f.; zlikovec 44f.

Kamiichi 64f.

Okutama Regional Promotion Foundation 74f.

Pixabay Lufina 18f.

Robert Harding Picture Library Colin Brynn 118; Damien Douxchamps 136; Hans-Peter Merten 40f.; Henryk Sadura 78f.; Jason Langley 36; Lee Frost 54.

Shinshu-Iiyama Tourism Bureau 82.

Shutterstock Patiwat Sariya 92f.

Unsplash Filip Zrnzevic 13; Ozark Drones 16f.; Sebastian Engler 10f.; Toby Wong 192.

Yoshifumi Miyazaki 15, 139, 143.